Ergebnisse der Anatomie und Entwicklungsgeschichte
Advances in Anatomy, Embryology and Cell Biology
Revues d'anatomie et de morphologie expérimentale

Springer-Verlag·Berlin·Heidelberg·New York

This journal publishes reviews and critical articles covering the entire field of normal anatomy (cytology, histology, cyto- and histochemistry, electron microscopy, macroscopy, experimental morphology and embryology and comparative anatomy). Papers dealing with anthropology and clinical morphology will also be accepted with the aim of encouraging co-operation between anatomy and related disciplines.

Papers, which may be in English, French or German, are normally commissioned, but original papers and communications may be submitted and will be considered so long as they deal with a subject comprehensively and meet the requirements of the Ergebnisse.

For speed of publication and breadth of distribution, this journal appears in single issues which can be purchased separately; 6 issues constitute one volume.

It is a fundamental condition that manuscipts submitted should not have been published elsewhere, in this or any other country, and the author must undertake not to publish elsewhere at a later date.

25 copies of each paper are supplied free of charge.

Les résultats publient des sommaires et des articles critiques concernant l'ensemble du domaine de l'anatomie normale (cytologie, histologie, cyto et histochimie, microscopie électronique, macroscopie, morphologie expérimentale, embryologie et anatomie comparée. Seront publiés en outre les articles traitant de l'anthropologie et de la morphologie clinique, en vue d'encourager la collaboration entre l'anatomie et les disciplines voisines.

Seront publiés en priorité les articles expressément demandés nous tiendrons toutefois compte des articles qui nous seront envoyés dans la mesure où ils traitent d'un sujet dans son ensemble et correspondent aux standards des «Résultats». Les publications seront faites en langues anglaise, allemande et française.

Dans l'intérêt d'une publication rapide et d'une large diffusion les travaux publiés paraitront dans des cahiers individuels, diffusés séparément: 6 cahiers forment un volume.

En principe, seuls les manuscrits qui n'ont encore été publiés ni dans le pays d'origine ni à l'étranger peuvent nous être soumis. L'auteur d'engage en outre à ne pas les publier ailleurs ultérieurement.

Les auteurs recevront 25 exemplaires gratuits de leur publication.

Die Ergebnisse dienen der Veröffentlichung zusammenfassender und kritischer Artikel aus dem Gesamtgebiet der normalen Anatomie (Cytologie, Histologie, Cyto- und Histochemie, Elektronenmikroskopie, Makroskopie, experimentelle Morphologie und Embryologie und vergleichende Anatomie). Aufgenommen werden ferner Arbeiten anthropologischen und morphologisch-klinischen Inhaltes, mit dem Ziel die Zusammenarbeit zwischen Anatomie und Nachbardisziplinen zu fördern.

Zur Veröffentlichung gelangen in erster Linie angeforderte Manuskripte, jedoch werden auch eingesandte Arbeiten und Originalmitteilungen berücksichtigt, sofern sie ein Gebiet umfassend abhandeln und den Anforderungen der „Ergebnisse" genügen. Die Veröffentlichungen erfolgen in englischer, deutscher oder französischer Sprache.

Die Arbeiten erscheinen im Interesse einer raschen Veröffentlichung und einer weiten Verbreitung als einzeln berechnete Hefte; je 6 Hefte bilden einen Band.

Grundsätzlich dürfen nur Manuskripte eingesandt werden, die vorher weder im Inland noch im Ausland veröffentlicht worden sind. Der Autor verpflichtet sich, sie auch nachträglich nicht an anderen Stellen zu publizieren.

Die Mitarbeiter erhalten von ihren Arbeiten zusammen 25 Freiexemplare.

Manuscripts should be addressed to/Envoyer les manuscrits à/Manuskripte sind zu senden an:

Prof. Dr. A. Brodal, Universitetet i Oslo, Anatomisk Institutt, Karl Johans Gate 47 (Domus Media), Oslo 1/Norwegen.

Prof. W. Hild, Department of Anatomy, The University of Texas Medical Branch, Galveston, Texas 77550 (USA).

Prof. Dr. R. Ortmann, Anatomisches Institut der Universität, 5 Köln-Lindenthal, Lindenburg.

Prof. Dr. T. H. Schiebler, Anatomisches Institut der Universität, Koellikerstraße 6, 87 Würzburg.

Prof. Dr. G. Töndury, Direktion der Anatomie, Gloriastraße 19, CH-8006 Zürich.

Prof. Dr. E. Wolff, Collège de France, Laboratoire d'Embryologie Expérimentale, 49 bis Avenue de la belle Gabrielle, Nogent-sur-Marne 94/France.

Ergebnisse der Anatomie und Entwicklungsgeschichte
Advances in Anatomy, Embryology and Cell Biology
Revues d'anatomie et de morphologie expérimentale

41 · 5

Editores

A. Brodal, Oslo · W. Hild, Galveston · R. Ortmann, Köln
T. H. Schiebler, Würzburg · G. Töndury, Zürich · E. Wolff, Paris

Kristin Kunze

Die Papilla filiformis des Menschen als Tastsinnesorgan

Licht- und elektronenmikroskopische Untersuchungen

Mit 29 Abbildungen

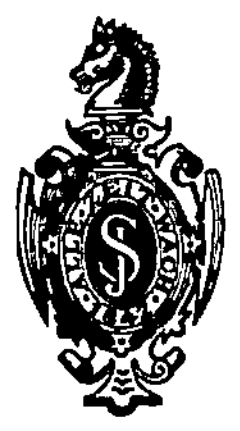

Springer-Verlag Berlin Heidelberg GmbH 1969

Kristin Kunze
Anatomisches Institut der Universität Köln

Frau Dr. K. Gorgas danke ich für die mannigfachen Anregungen
und technische Unterstützung

ISBN 978-3-540-04462-8   ISBN 978-3-662-11524-4 (eBook)
DOI 10.1007/978-3-662-11524-4

Inhalt

I. Einleitung

In den anatomischen Lehrbüchern werden den Papillae filiformes im Vergleich zu den „Geschmackspapillen" rein mechanische Aufgaben zugeschrieben. Selten fehlt dabei der Hinweis auf homologe Bildungen bei Raubtieren und Wiederkäuern.

Mag aber die Zunge einer Raubkatze noch so sehr „Reibeisencharakter" haben — eine gewisse Oberflächensensibilität wird ihr auf jeden Fall zukommen, und sei es nur, um ihr eine ungefährdete Position zwischen den Zähnen zu gewährleisten.

Es ist eine allgemein bekannte Tatsache, daß die Zunge des Menschen über ein ausgeprägtes stereognostisches Auflösungsvermögen verfügt, das das der anderen Tastsinnesorgane übertrifft (BICHLMAYR, 1932; VON SKRAMLIK, 1956). So werden Fremdkörper zwischen den Zähnen, Cariesdefekte, Schleimhauterosionen u. a. mit der Zunge exakt ertastet und der Größe nach zumeist überschätzt. VON SKRAMLIK spricht von einer „Lupenwirkung" der Zunge und gibt einen linearen Vergrößerungsfaktor von 1,6 an.

Da das Relief der Zungenoberfläche in besonderem Maße durch die Zahl und Anordnung der Papillae filiformes bestimmt wird, kann bei ihnen das morphologische Substrat der hohen Tastfähigkeit vermutet werden, während den Papillae fungiformes im vorderen Zungenanteil eine besondere Thermosensibilität zugeschrieben wird (REIN, 1925; STRUGHOLD, 1925).

Wird allein der Befund eines sensiblen Endorganes in den Fadenpapillen beschrieben, ohne die Gewebsdifferenzierungen seiner Umgebung zu berücksichtigen, so hat man nur einen Teil des Sinnesorganes erfaßt.

Ziel dieser Arbeit ist, die Strukturen aller vorliegenden Gewebsarten in den Papillae filiformes des Menschen und ihre Beziehungen zueinander aufzuzeigen, die anatomisch-histologischen Besonderheiten der Blutgefäße, Nervenendigungen, des Epithels usw. zu einem Funktionskomplex zusammenzufassen und die Verbindung zu den Ergebnissen der Sinnesphysiologie herzustellen.

II. Material und Methode

Untersucht wurden Zungen von 11 Verstorbenen im Alter von 30—72 Jahren. 6 waren männlichen und 5 weiblichen Geschlechts. Das Material stammt aus dem Gerichtsmedizinischen Institut der Universität zu Köln. Dem Leiter des Instituts, Herrn Prof. Dr. DOTZAUER, danke ich für die Überlassung des Untersuchungsgutes.

a) Paraffinschnitte

10 Zungen wurden von der A. lingualis aus mit FEA injiziert und isolierte Blöcke (etwa 1 cm³) nochmals nachfixiert. Die Blöcke stammen aus der Mitte des Zungenrückens (paarig, rechts und links der Mittellinie) und aus der Zungenspitze. Von dem in Paraffin eingebetteten Material wurden Serienschnitte von 8 µ Dicke hergestellt. Nach Testung verschiedener Silberimprägnationsmethoden zur Darstellung der Nerven, erwies sich die nach PALMGREN (1960)

als die für eine Serienherstellung zuverlässigste. Gegenfärbung: Schwache Kernfärbung mit Azocarmin und Darstellung des Bindegewebes mit Fastgreen[1]. Eine Rekonstruktion aus Schaumstoffplatten (Styropor) erleichterte die räumliche Vorstellung über Form, Nerven- und Gefäßverlauf einer typischen Papilla filiformis.

b) Aralditschnitte

In einem Fall wurde eine Perfusionsfixierung über die Vena lingualis mit einer gepufferten 3%igen Glutaraldehydlösung (pH 7,4) vorgenommen. Kleine Blöckchen aus der Zungenspitze, -mitte und -unterseite, sowie vom Zungengrund wurden herausgeschnitten. Nachfixierung in einer ungepufferten 4%igen OsO_4-Lösung. Einbettung in Araldit. Zur Herstellung der Dünnschnitte wurde das Reichert-Ultramikrotom verwandt. Kontrastierung mit Uranylacetat und Bleicitrat. Die elektronenmikroskopischen Untersuchungen erfolgten am Siemens Elmiskop I bei einer Strahlspannung von 80 kV im Pathologischen Institut der Universität zu Köln. Dem Direktor, Herrn Prof. Dr. Eder, und dem Leiter der elektronenmikroskopischen Abteilung, Herrn Dr. Hübner, danke ich für ihr Entgegenkommen.

Die lichtmikroskopische Orientierung ermöglichten Schnittserien von $^3/_4$ μ Dicke. Färbung nach einer Modifikation von Richardson mit Azur II-Methylenblau[2].

Trotz der für die Elektronenmikroskopie geltenden Forderung absolut frischen Materials — Fixierung erfolgte 10 Std post mortem — erwies sich das Untersuchungsgut für die Erforschung von Feinstrukturen noch als geeignet.

III. Ergebnisse
A. Zur Morphologie der Papilla filiformis
1. Makroskopische Anatomie

Das Oberflächenrelief des Zungenrückens wurde von Neuffer (1925) eingehend beschrieben.

Während Neuffer der makroskopischen Betrachtung mikroskopische Schnittserien zur Rekonstruktion auch der vom Epithel befreiten Bindegewebsgestalt folgen ließ, verschaffte sich Horstmann (1954) mittels seiner Macerationsmethode einen Überblick über die Grenzfläche zwischen Epithel und Bindegewebe.

Es sei darum hier nur kurz über die eigenen Beobachtungen berichtet.

Auf dem Zungenrücken verlaufen parallel zum Sulcus terminalis flache Mucosawälle. Auf ihnen fußen die Grundstöcke der Papillae filiformes. Dadurch entsteht bis zum vorderen Zungendrittel eine schon mit bloßem Auge erkennbare Anordnung der Papillen, von Münch (1896) als „Strömungen" bezeichnet (Abb. 1). Auf der Zungenspitze erscheint die Reihenanordnung nur noch undeutlich bzw. aufgehoben, doch zeigen Horizontalschnitte durch diese Region, daß auch hier ein Leistensystem Träger der Papillen ist. Nur wird der Graben zwischen den Schleimhautleisten, der im mittleren Zungenabschnitt gut ausgeprägt ist, vorne von einzelnen kleinen Bindegewebszotten unterbrochen. Hinzu kommt die größere Dichte der Papillae fungiformes und conicae, die zwar auch auf ein oder zwei Bindegewebsleisten fußen können, dieses System aber bei der Aufsicht nicht mehr erkennen lassen, da ihr ausladender Körper die benachbarten Fadenpapillen verdrängt.

---

1. Fräulein U. Schewe danke ich für ihre technische Anleitung.
2. Fräulein M. Bandmann danke ich für ihre Hilfe bei der Herstellung von Schnittserien.

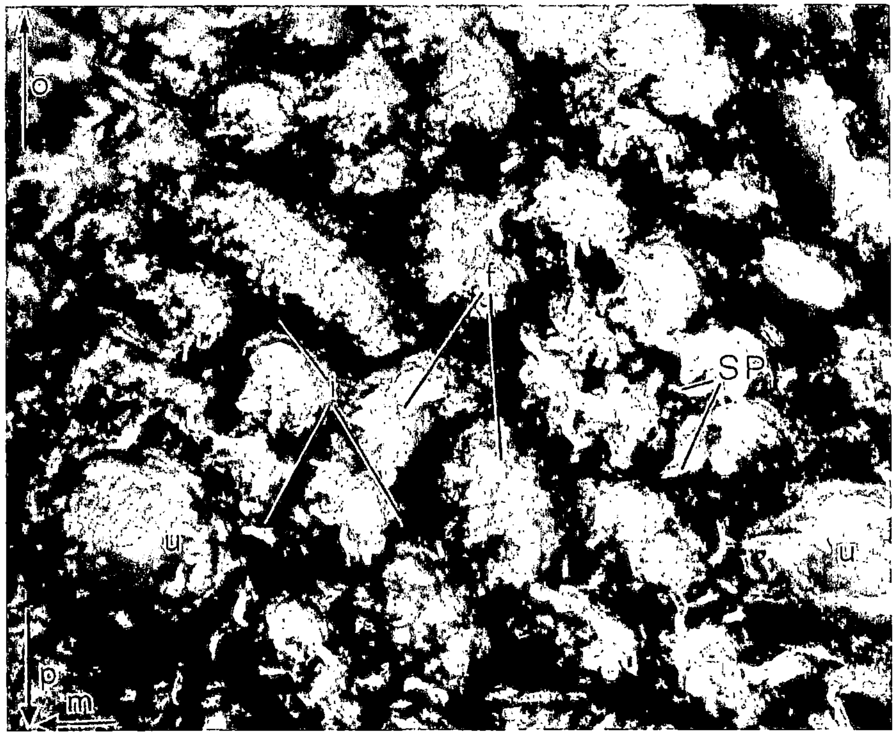

Abb. 1. Lupenaufnahme von der Oberfläche der menschlichen Zunge, mittlerer Abschnitt des Zungenrückens. Parallel zum Sulcus terminalis verlaufen bindegewebige Grundleisten. Auf ihnen fußen die Papillae filiformes, so daß es zu einer Reihenanordnung kommt. *o* oral; *p* pharyngeal; *m* medial; *f* Fadenpapillen; *i* interpapillärer Graben; *u* Papilla fungiformis; *SP* Hornzapfen über den bindegewebigen Sekundärpapillen. 25fach

Hinter den Papillae vallatae befinden sich 3—4 Parallelreihen gut ausgebildeter Papillae filiformes.

Ein etwa 1 cm breiter Streifen entlang des Sulcus medianus läßt eine spezielle Anordnung der Papillen vermissen.

Die einzelne Epithelpapille offenbart schon den Aufbau des bindegewebigen Gerüstes (Abb. 1): Hornzapfen — entsprechend den Sekundärpapillen — sind oval, kreis- oder hufeisenförmig angeordnet, so daß eine zentrale Epitheleinsenkung ausgespart wird, die mehr oder weniger frei von Sekundärpapillen bleibt. Einzelne randständige Hornfäden sind häufig miteinander verbacken. Nur ausnahmsweise sind sie alle zu einem Schopf über dem Epithelkrater zusammengefaßt. Nicht immer ist ihre Schrägneigung nach medial-pharyngeal deutlich erkennbar, sowie das unterschiedliche Niveau der Hornspitzen, die von pharyngeal nach oral an Höhe verlieren — vielleicht ein Artefakt, da das Organ während der Perfusionsfixierung mit dem Rücken dem Tisch auflag und die Lupenbetrachtung erst hinterher erfolgte. Hierdurch können die Hornzapfen in eine unnatürliche Stellung gedrängt worden sein. Einige wenige Papillen sind in die gegensätzliche Richtung, also mit ihren höchsten Hornfäden zur Zungenspitze hin orientiert.

Die Höhe der Hornzapfen ist bei den einzelnen Individuen starken Schwankungen unterworfen. Bei Material von über 50jährigen sind infolge der physiologischen Altersatrophie die Hornspitzen nur noch andeutungsweise vorhanden.

Es sei auch auf die pathologischen Epithelbilder bei Störungen des Vitamin B-Haushaltes — z.B. Perniciosa — hingewiesen. Auf der anderen Seite kann infolge verschiedenster physiologischer und pathologischer Faktoren die Abschilferung der verhornten Zellen verlangsamt werden, wodurch zusammen mit der Einnistung von Mikroorganismen das klinische Bild der belegten Zunge entsteht.

Das Schleimhautrelief des apex linguae zeichnet sich durch relativ viele pilzförmige Papillen aus. Ihrer Gestalt nach könnten sie auch als kleine Papillae fungiformes bezeichnet werden, trügen sie nicht einen Kranz von verhornenden Sekundärpapillen. Es handelt sich hier wohl um die Papillae conicae (SCHUMACHER, 1927).

An Hand von Horizontalschnitten der Zungenspitze und -mitte konnte kein bemerkenswerter Unterschied im Dichteverhältnis festgestellt werden: An der Spitze wurden — bei einem Individuum — 513 Papillen/cm² gezählt, im mittleren Abschnitt waren es 517/cm². Dabei muß allerdings die Häufigkeit und Größe der Papillae conicae und fungiformes berücksichtigt werden. Sie beanspruchen etwa das Areal von 2 Fadenpapillen. Die Auszählung ergab 92 Papillae conicae und fungiformes/cm² an der Spitze und 46/cm² auf der Zungenmitte³. Somit stehen die Papillae filiformes etwas dichter im vorderen Zungenabschnitt.

2. Mikroskopische Anatomie

Bindegewebspapille

Zu Beginn sei wieder auf die Arbeit von NEUFFER verwiesen. Den groben Bau der bindegewebigen Papilla filiformis verglich er mit einer Hand: Der nach oben weisende Handteller stelle den Grundstock, die leicht gebeugten Finger die Sekundärpapillen dar.

Dieses plastische Bild wird durch die Rekonstruktion an Hand von Schnittserien bestätigt:

Die Primärpapille hat einen runden bis länglich-ovalen Querschnitt (Abb. 2, 3, 7, 16, 17). Sie gleicht einem Krater (NEUFFER), dessen Rand nach oben zu in die fingerförmigen Sekundärpapillen ausläuft. Die zentrale Mulde — der Kraterboden — ist ebenso wie die sie begrenzenden Kämme von pharyngeal nach oral geneigt.

Ist die Bindegewebspapille nach oral offen, dann laufen Kraterboden und -ränder allmählich im allgemeinen Oberflächenniveau aus. Ist der Krater aber zum Kreis geschlossen, dann grenzt nur eine niedrige Schwelle die Mulde oral vom interpapillären Raum ab.

In der Mehrzahl sind die Sekundärpapillen mit ihrer Spitze nach hinten pharyngeal geneigt. In einigen Fällen gabeln sie sich zu 2, selten zu 3 oder mehr Tertiärpapillen auf (Abb. 2). Die vom hohen hinteren Kraterrand ausgehenden Sekundärpapillen sind länger als die vorn auf der flachen Schwelle fußenden.

---

3. Die zahlenmäßigen Befunde stimmen mit denen anderer Autoren, wie SCHUMACHER (1927) und STRUGHOLD (1925) überein.

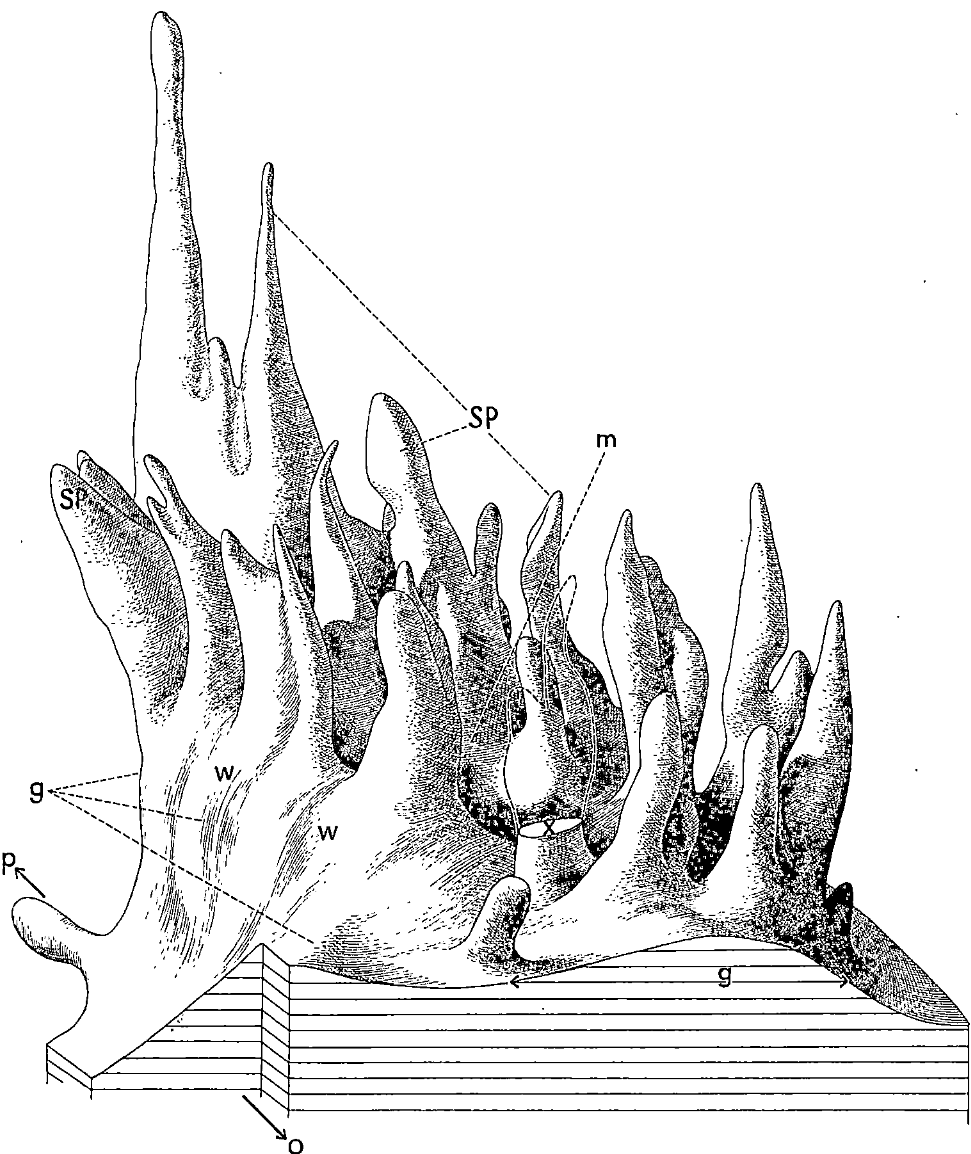

Abb. 2. Graphische Rekonstruktion der Bindegewebspapille einer Papilla filiformis. Mensch. Vergleiche die plastische Rekonstruktion derselben Papille in Abb. 6 und 17. Der Grundstock (*g*) gleicht einem Krater mit steilen Wänden (*w*) und einer zentralen Mulde (*m*). Auf den Kraterrändern und hier teilweise auf dem Kraterboden fußen die Sekundärpapillen (*SP*).
o oral; *p* pharyngeal

Form und Größe

Für die Primärpapille gibt NEUFFER folgende Mittelwerte an: 0,3 mm Breite, 0,45 mm Länge und 0,5 mm Höhe.

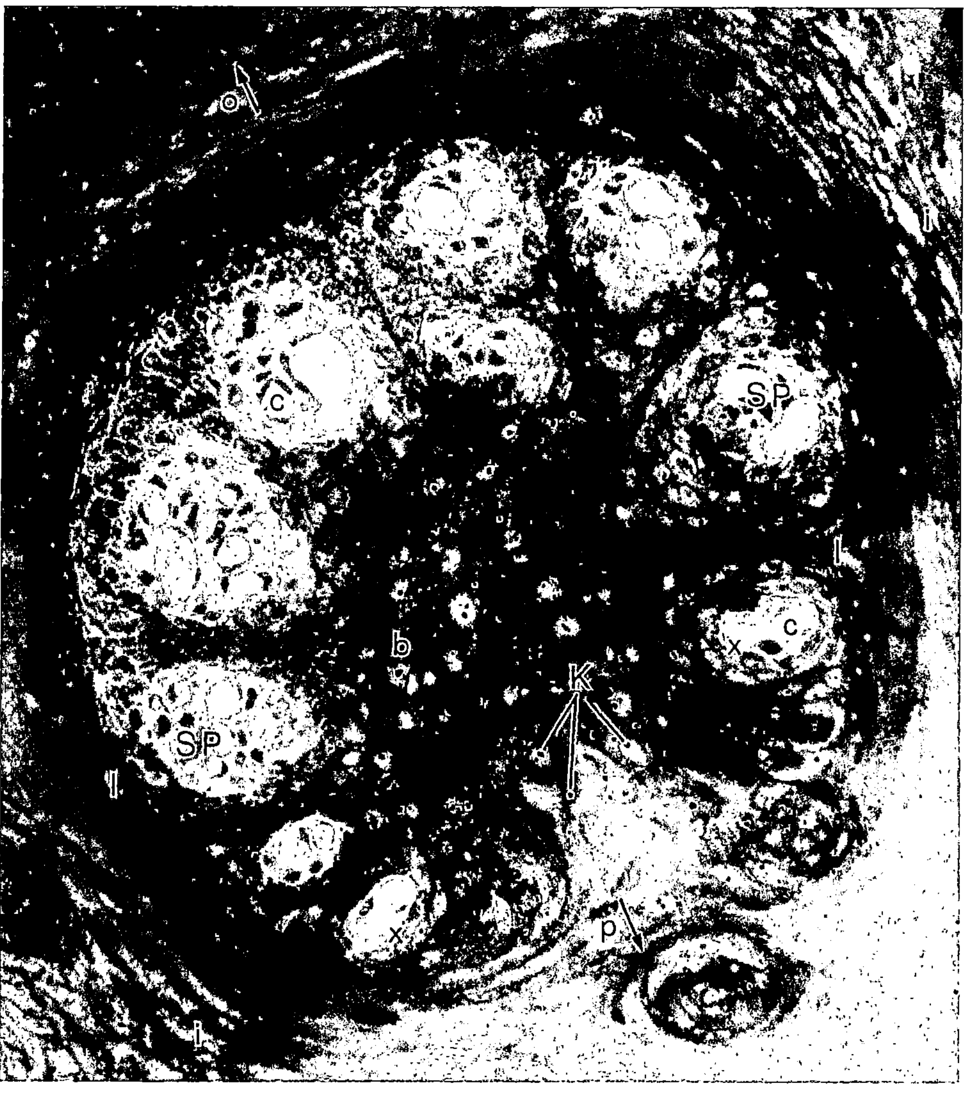

Abb. 3. Horizontalschnitt durch eine Papilla filiformis des Menschen in Höhe der binde-gewebigen Sekundärpapillen. Wegen der Schrägneigung der Papille von pharyngeal (*p*) oben nach oral (*o*) unten sind die pharyngealen Sekundärpapillen (*SP*) an ihrer Basis, die oralen an der Spitze angeschnitten (vgl. Abb. 6, 16). *i* interpapilliäres Epithel; *K* Keratohyalingranula im Epithel über dem Kraterboden (*b*); *l* Zellamellen, konzentrisch um die Primärpapille (Grundstock) und die einzelnen Sekundärpapillen angeordnet; *c* Capillaren in den Sekundär-papillen, bei *x* ist jeweils der Übergang vom venösen in den arteriellen Capillarschenkel ge-troffen. 383fach

Die aus der Zungenmitte stammende Papille eines 43 Jahre alten Mannes, die zum Bau des Modells diente (Abb. 2, 6, 17), war 0,33 mm breit, 0,3 mm lang und 0,4 mm hoch.

Derartige kleinere rundliche Papillen sind an und für sich charakteristisch für die vordere Region, während im hinteren Zungendrittel das im Querschnitt längsgestreckte Oval eine häufige Variation darstellt.

Rekonstruktion

Die in Abb. 2 gezeigte Rekonstruktion einer Bindegewebspapille ist von der Seite und von oral gesehen. Unter den insgesamt 32 Sekundärpapillen, die vom Grundstock abgehen, fallen besonders hinten in der Dreiergruppe zwei Sekundärpapillen durch ihre extreme Längenausdehnung auf. An der Basis des Grundstockes weisen zwei kleine Sekundärpapillen senkrecht nach außen. Eine der vorderen Sekundärpapillen ist abgeschnitten und gibt den Blick in den Kraterboden frei. Im Gegensatz zum Idealfall, den NEUFFER nach dem Studium einer Vielzahl von Papillen frei rekonstruierte, sind hier auf einer längs durch die Mulde laufenden Linie 3 Sekundärpapillen zu erkennen. Nach oral zu ist der Krater zum Kreis geschlossen.

B. Zur Feinstruktur der Papilla filiformis

1. Bindegewebe

Faserstrukturen

Parallel zu den Nerven und Gefäßen verlaufen zumeist vetirkal Faserbündel in den Grundstock der Papille. Nach R. DABELOW (1951) stellen diese Bindegewebsstrukturen die Fortsetzung eines sehnigen Gerüstwerkes dar — die Ausläufer der Binnenmuskulatur —, das in den häufigeren Fällen nicht in der Aponeurosis linguae endigt, sondern sie durchsetzt und bis unter das Epithel und in die Grundstöcke zu verfolgen ist.

Die kollagenen Elemente überwiegen im allgemeinen. Doch finden sich um die Nervenendigungen reichlich elastische Fasern, die hier mit einem Kranz von Gefäßen das Areal der nervösen Endstrukturen umfassen (Abb. 16, 18, 25).

Nicht nur das Netzgewölbe der Sehnenfibrillen, sondern Muskelfasern selbst können die Aponeurosis linguae durchstoßen und bis zur Basis der Papillen vordringen. Dieser für die Fadenpapillen seltenere Befund wurde an den Papillae fungiformes häufiger erhoben.

Zellen

Fibrocyten, Lympho- und Granulocyten sind in der gesamten Tunica propria mucosae vertreten, kommen aber besonders reichlich unter dem Epithel vor. In Nachbarschaft der Capillaren liegen Mastzellen. In einem Fall wurden sporadische Ansammlungen von Plasmazellen gefunden.

Es besteht ein fließender Übergang zwischen dem letztgenannten — wohl pathologischen — Bild bis zum „normalen" Befund, der, wie in der gesamten Mundhöhlenschleimhaut, einen sub- und intraepithelialen Reichtum an Fibrocyten und Leukocyten offenbart.

2. Gefäße

Arteriole

Im lockeren Bindegewebe oberhalb der Aponeurosis linguae verlaufen zusammen mit den venösen Gefäßen parallel zur Zungenoberfläche Arteriolen und kleine Arterien. Jeweils eine Arteriole zweigt nach oben zur zentralen Blutzufuhr einer Papilla filiformis ab (Abb. 6, 7). Ihr Kaliber beträgt im Durchschnitt 30 µ.

Der Wandbau ist gekennzeichnet durch längsausgerichtete Endothelzellen, eine Elastica interna, die aus einem ebenfalls längs- bzw. leicht schrägorientierten elastischen Fasernetz besteht, deren Quermaschen aber nur spärlich und zart ausgebildet sind (Abb. 4). Hierauf folgt eine Schicht eng beieinanderliegender glatter Muskelzellen. Nicht selten ist deren Verlauf statt streng zirkulär geringgradig schräg ansteigend, so daß eine flache Spirale entsteht. Nach außen führt eine spärlich ausgeprägte Adventitia in das allgemeine Bindegewebssystem über.

Von der Papillenbasis bis zu den Sekundärpapillen teilt sich das Gefäß dichotomisch auf, wobei unter kontinuierlicher Auflockerung der geschlossenen Ringmuskelschicht allmählich ein Übergang zum Capillarwandbau stattfindet.

Capillaren

Die zuführenden Haargefäße zeichnen sich durch eine große Anzahl von Pericyten (Abb. 5), sowie benachbart liegende Mastzellen aus.

In jede Sekundärpapille zieht ein arterieller Capillarschenkel bis zur Spitze, biegt dort in den venösen Schenkel um, der die Sekundärpapille wieder verläßt (Abb. 6, 7).

Auffällig ist der Kaliberunterschied — besonders an der Basis der Sekundärpapille (Abb. 5). Dort kann der arterielle Capillarschenkel um ein Drittel oder gar die Hälfte dünner sein als der venöse, während im oberen Drittel der Sekundärpapille beide Lumina annähernd gleich sind.

Das Lumen des zuführenden Capillaranteiles — manchmal nur von 2 oder 3 Endothelzellen ausgekleidet — kann bis zu einer dreieckigen oder schlitzförmigen Öffnung verengt, in Extremfällen sogar völlig verschlossen sein.

Bei den zwei- oder dreigeteilten Sekundärpapillen gabelt sich auch das zuführende Gefäß. So ließe sich aus dem freistehenden Kranz von Capillarschlingen Form, Stellung und Zahl der Sekundärpapillen gedanklich rekonstruieren (Abb. 6).

Zum Capillargebiet gehört außerdem noch ein auf der steilen hinteren Kraterwand flach ausgebreitetes Gefäßnetz.

Venen

Der Abfluß aus den Capillarschlingen erfolgt über weitlumige sinusartige Gefäße. Ihr Wandbau unterscheidet sich nicht von dem der Capillaren, lediglich das Kaliber wird zunehmend größer: Das zentral liegende venöse Hauptgefäß an der Basis der Papille mißt 50—55 µ im Durchmesser.

Von hier aus fließt das Blut in eine dünnwandige, großlumige Vene, die mit einem Kaliberquerschnitt von 150—200 µ unter dem Papillengrundstock in der Tunica propria liegt (Abb. 6, 7).

Der Übergang aus dem zentralen Abflußgefäß der Papille in die horizontal verlaufende Vene des Coriums ist durch das Auftreten von glatten Muskelzellen in der Venenwand scharf gekennzeichnet. Häufig stellt er sich darüber hinaus noch als Einschnürung, als Engpaß dar, wie es auch in der schematischen Zeichnung angedeutet wird (Abb. 7).

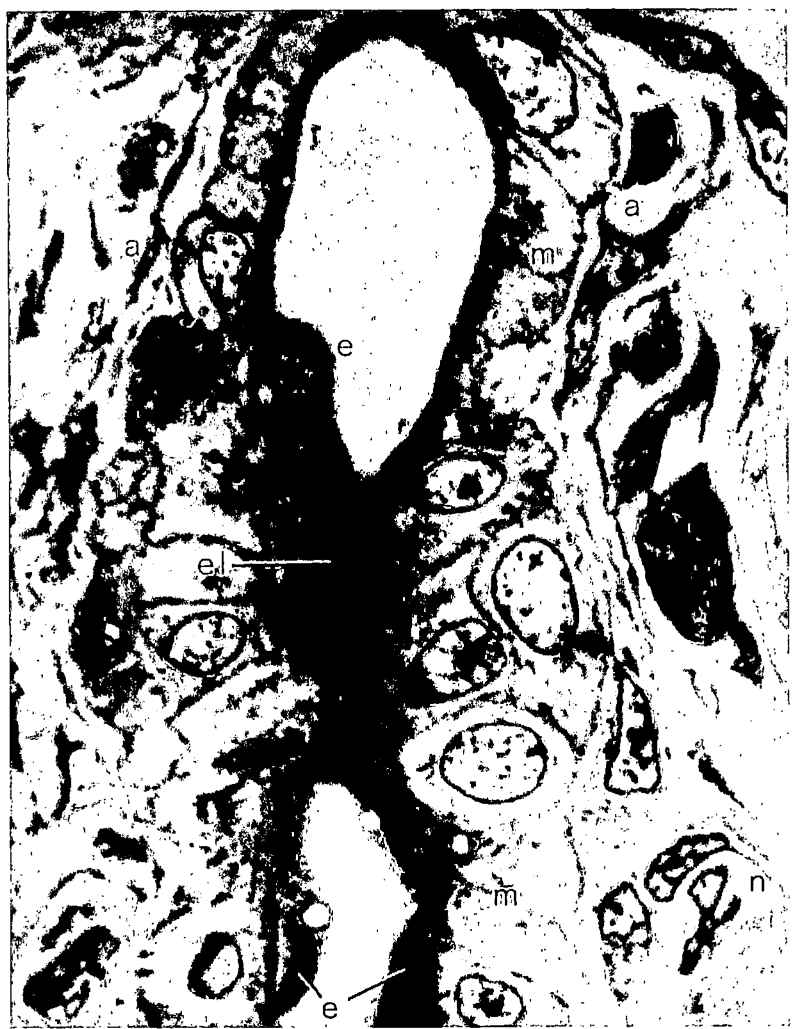

Abb. 4. Längsschnitt durch eine Arteriole, Papilla filiformis, Mensch. In der Mitte des Bildes ist die Elastica interna (*el*) tangential getroffen. Beachte die leicht schräge Ausrichtung des elastischen Netzes. *e* Endothelzellkern; *m* Muscularis; *a* Adventitia; *n* Nerv. Färbung: Azur II-Methylenblau (modif.). Schnittdicke: $^3/_4$ μ. 2700fach

Neben diesem vorherrschenden zentralen Zu- und Abfluß beteiligen sich noch kleinkalibrige Arteriolen und Venen am Kreislaufsystem der Papille (Abb. 6, 7).

Die Venolen (Durchmesser ∼25 μ) verlaufen an der Peripherie der Papilla filiformis und ebenso ziehen vom Rand her Arteriolen (Durchmesser ∼15 μ) hinein. Die letzteren spielen für die Blutversorgung eine untergeordnete Rolle, während die randständigen Venolen ein Drittel des Abflusses übernehmen.

Über das Verhalten der Gefäße zu den nervösen Endigungen wird noch berichtet.

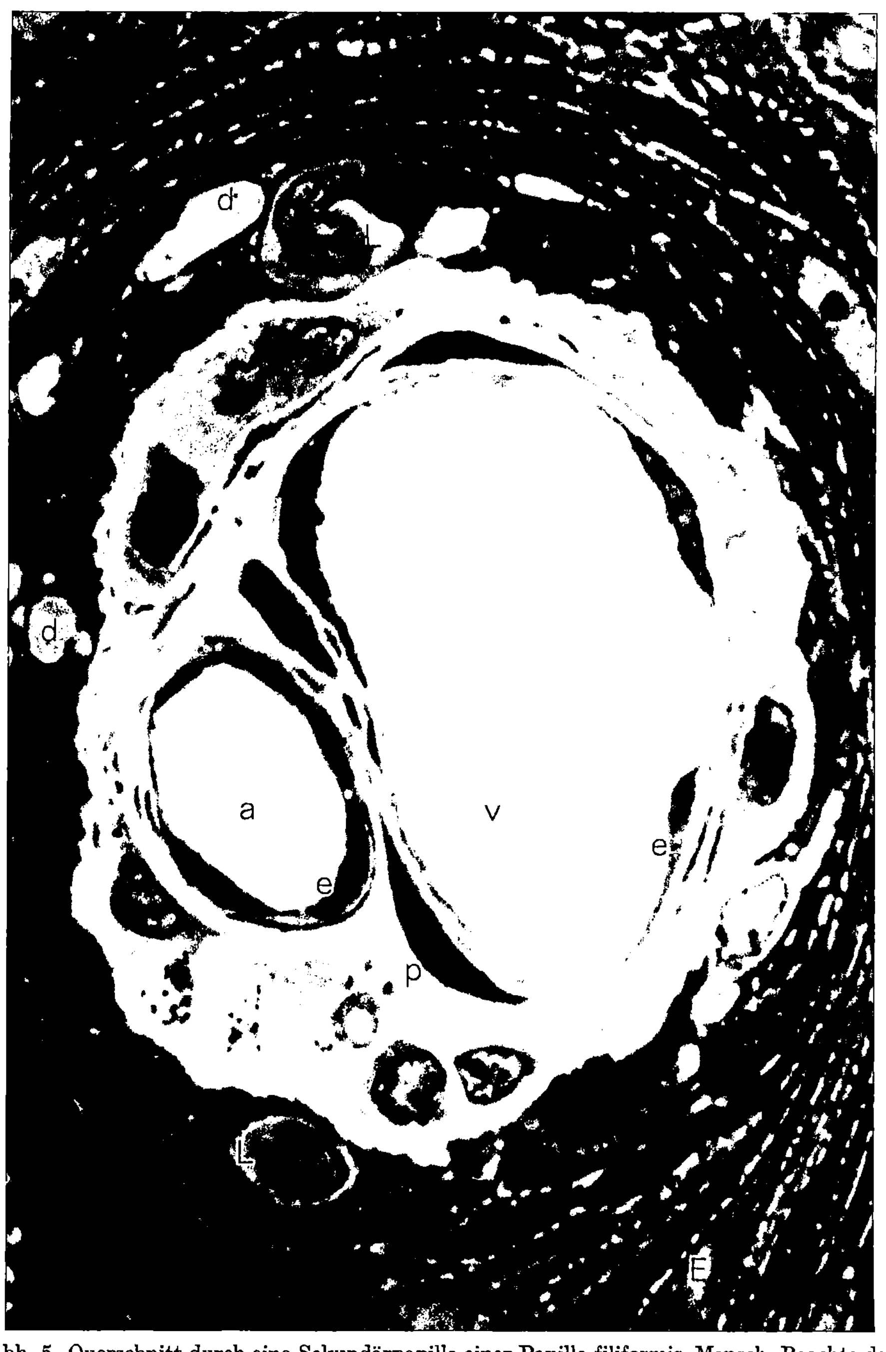

Abb. 5. Querschnitt durch eine Sekundärpapille einer Papilla filiformis, Mensch. Beachte den Kaliberunterschied zwischen arteriellem (a) und venösem (v) Capillarschenkel. E Epithel; L Lymphocyt; d Fortsatz einer hellen verzweigten Zelle; e Endothelzellkern; p Pericyt. Färbung und Vergrößerung wie in Abb. 4. 1800fach

Abb. 6. Modell einer Papilla filiformis aus der Mitte des Zungenrückens, Mensch, ♂, 43 Jahre. Rekonstruktion aus Schaumstoffplatten nach Serienschnitten mit besonderer Berücksichtigung des Gefäß- und Nervenverlaufs (vgl. Abb. 2, 17). Bei x ist ein Teil der bedeckenden Epithelschicht bis zur mittleren Höhe der Primärpapille abgetragen, so daß der Blick in die Bindegewebspapille mit den Capillarschlingen (K) frei ist. Beachte die Schrägneigung von pharyngeal (p) nach oral (o). In die Schnittflächen (x) sind die einzelnen Epithelschichten eingetragen: *St. b* Stratum basale; *St. s* Stratum spinosum; *St. i* Stratum intermedium; *St. c* Stratum corneum; *SP* Sekundärpapillen, halb aufgeschnitten; *H* Hornzapfen über den Sekundärpapillen, nach pharyngeal geneigt. *a* zentrale Arteriole; *vs* zentraler venöser Sinus; *pv* periphere kleine Venen; *pa* periphere Arteriole; *v* Vene in der Tunica propria mucosae; *n* afferenter Nerv. Originalvergr. linear: 1250fach

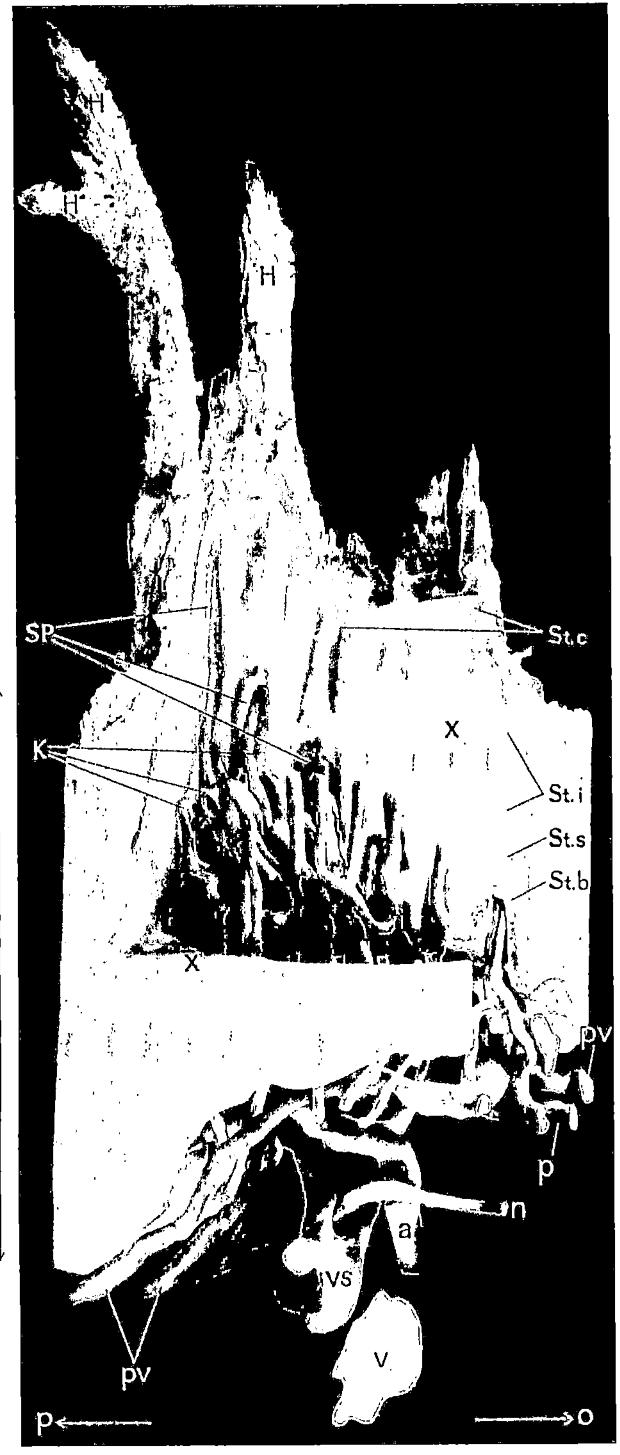

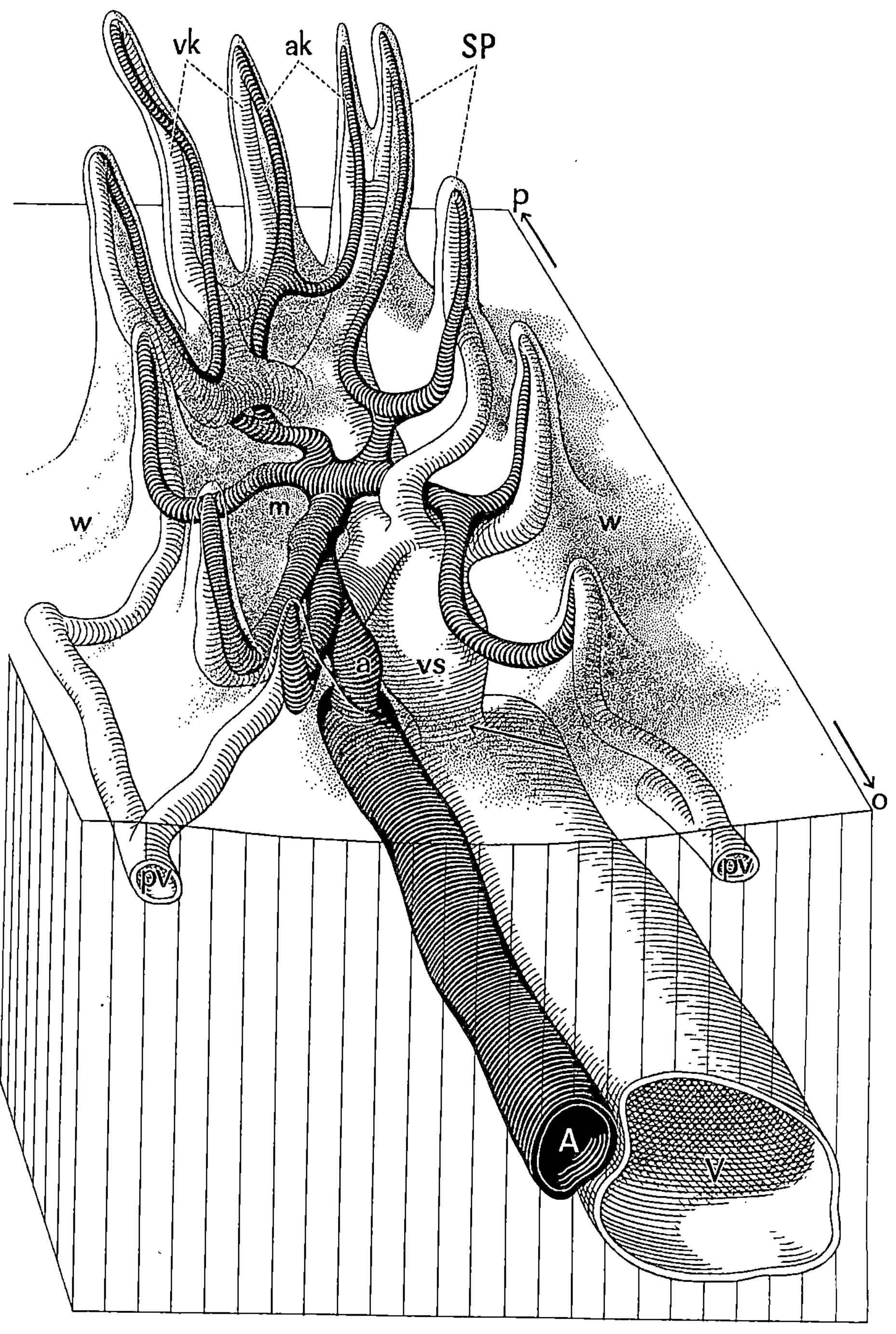

Abb. 7. Schematische Darstellung der Gefäßarchitektur in der Papilla filiformis des Menschen. In der Lamina propria mucosae verlaufen parallel zur Zungenoberfläche Arterien (*A*) und Venen (*V*). Unterhalb der Papilla filiformis zweigt eine zentrale Arteriole (*a*) nach oben ab. Der Abfluß erfolgt hauptsächlich durch einen zentralen venösen Sinus (*vs*) über eine Einschnürung (Pfeil) in die Vene. *pV* periphere Venen; *ak* arterieller und *vk* venöser Capillarschenkel in den Sekundärpapillen (*SP*); *w* Kraterwand; *m* Kratermulde; *o* oral; *p* pharyngeal

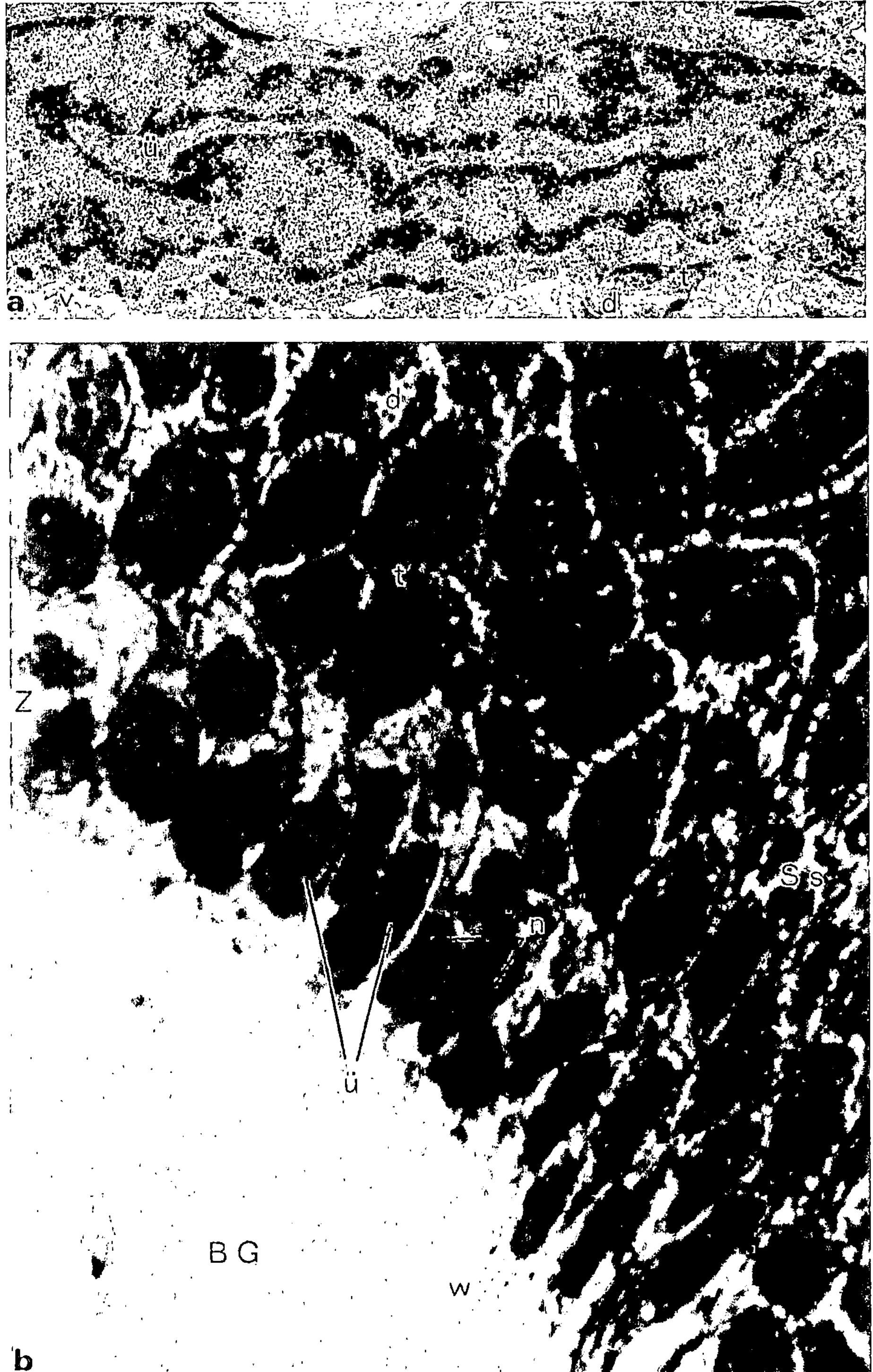

Abb. 8a u. b. „Spezifische" Epithelzellen am Kraterboden einer Papilla filiformis, Mensch. Langgestreckte, hochprismatische Zellen (Z) mit hellerem Cytoplasma als die benachbarten Epithelzellen. Der Kern (n) weist tiefe fingerförmige Plasmaeinstülpungen (ü) auf. Zwischen den Zellen wenig Desmosomen (d), aber Mikrovilli (v). BG Bindegewebe; w Wurzelfüßchen; St. s Stratum spinosum; t Tonofilamente. a Lichtmikroskopisches Bild. Methode wie in Abb. 4. 1800fach. b Elektronenoptisches Bild. 10800fach

3. Epithel

Die Befunde stützen sich auf licht- und elektronenmikroskopische Untersuchungen.

a) Stratum germinativum

Stratum basale. Die Basalzellen sind cylindrisch bis hochprismatisch. Sie besitzen einen großen Kern, der in der Regel von ovaler Gestalt und gleichmäßig glatt konturiert ist (Abb. 12).

Von dieser Norm abweichend werden in den Zellen am Kraterboden Nuclei mit tiefen fingerförmigen Plasmaeinstülpungen gefunden (Abb. 8).

In den Paraffinschnitten sind die Zellen des Stratum basale stärker angefärbt als die der folgenden Schichten, während bei den Semidünnschnitten kein Unterschied in der Farbintensität zwischen den Basal- und Stachelzellen vorliegt.

Im Cytoplasma beobachtet man Golgi- und Ergastoplasmazisternen, freie Ribosomen und zahlreich Mitochondrien (Abb. 14, 15). Letztere sind schon lichtmikroskopisch erkennbar. Häufig sind sie — wohl infolge der stagnierenden Sauerstoffzufuhr — geplatzt. Ist in einer Zelle die Innenstruktur aller Mitochondrien derartig zerstört, so sieht ihr Plasma wie durchlöchert aus.

Lichtoptisch ist auch schon ein Kranz von Tonofibrillen an der Peripherie der Zellen zu erkennen (Abb. 8, 18). Die elektronenmikroskopische Untersuchung erbrachte deren Insertion an den Desmosomen und den Semidesmosomen zur Basalmembran hin. Im Vergleich zu den höheren Zellagen sind in der Basalschicht auffallend wenig Desmosomen zu finden (Abb. 9).

Besonders im Bereich des Kraterbodens vermißt man sie im Lichtmikroskop fast völlig. Elektronenmikroskopisch zeigt sich, daß hier von den Epithelzellen zarte zottenartige Faltungen frei in den Intercellularraum hineinragen (Abb. 29). Nur einige dieser Mikrovilli (SNELL, 1965) haben mittels Desmosomen engeren Kontakt mit denen der Nachbarzellen.

Eine zweite zottenartige Oberflächenstruktur stellen die Wurzelfüßchen an der Zellbasis dar (Abb. 8, 18, 25, 27). Mit ihnen scheinen die einzelnen Zellen im Bindegewebe verankert zu sein.

Diese kontinuierlich von der Basalmembran begleiteten cytoplasmatischen Fortsätze sind am Grundstock am ausgeprägtesten, werden dann nach oben immer spärlicher, um im oberen Drittel der Sekundärpapillen nur noch sporadisch und wenig ausgeprägt vorzukommen (Abb. 3).

Liegen basal helle verzweigte Zellen, so werden sie von den Wurzelfüßchen regelrecht umklammert (Abb. 14).

Während die Basalzellen im interpapillären Raum und am Kraterboden aufrecht stehen, bildet ihre Längsachse am oberen Rand des Grundstocks und an den Sekundärpapillen einen zunehmend spitzen Winkel mit dem Bindegewebe. Da sie gleichzeitig schmaler werden und gedrängter stehen, vermitteln sie den Eindruck, von unten her passiv hochgeschoben zu werden.

Beziehung zwischen Bindegewebe und Epithel. Die Verbindung zwischen Epithel und Corium muß naturgemäß an der Zungenoberseite infolge der starken mechanischen Beanspruchung und der Hebelwirkung der Hornzapfen besonders fest sein.

Man kann hierbei von einem Verzahnungsmodus 1.—3. Ordnung sprechen: Mit bloßem Auge sichtbar ist die Hochwölbung der bindegewebigen Primärpapille (1. Ordnung); in der Übersichtsvergrößerung erkennt man die zahlreichen Sekundärpapillen (2. Ordnung); schließlich zeigt die starke Vergrößerung, wie die Wurzelfüßchen des Epithels ins Corium hineinragen (3. Ordnung).

Dies gilt besonders für die zahlenmäßig dominierenden Papillae filiformes, im Prinzip aber auch für die Papillae fungiformes.

Stratum spinosum. Über mehrere Lagen hin vollzieht sich eine für die Zellen des Stratum spinosum typische Gestaltsänderung von den kubischen in den basalen Bereichen bis zu den abgeflachten Formen in den Oberflächenschichten (Abb. 12,13).

Die Höhe der Stachelzellschicht beträgt über dem Kraterboden und dem interpapillären Graben 10—15 Zellagen, über den Kraterrändern etwa die Hälfte. An den Sekundärpapillen sind es zu Anfang noch 2 oder 3, an deren Spitzen aber fehlen sie, so daß an die Basalzellen sofort das Stratum intermedium anschließt (Abb. 6).

Der Horizontalschnitt durch eine Papilla filiformis macht deutlich, wie die Zellen des Stratum spinosum und granulosum sich konzentrisch sowohl um den Grundstock als auch um die einzelne Sekundärpapille orientieren. Durch zunehmende Abplattung entstehen schließlich zwiebelschalenförmige Lamellensysteme (Abb. 3).

Im Licht- und Elektronenmikroskop ist um jede einzelne Zelle eine gleichmäßige Verteilung von Desmosomen zu beobachten. Ihre Zahl nimmt in Richtung Stratum granulosum zu (Abb. 9).

Wie im Stratum basale stellen auch hier die Tonofibrillen ein auffallendes Merkmal dar.

Je höher die Zellen des Stratum spinosum liegen, desto mehr fallen die Nucleoli in ihren Kernen auf. Sie zeichnen sich dunkel und scharf ab, während sie weiter basalwärts nur schemenhaft oder gar nicht zu erkennen sind.

Mitosen des Stratum germinativum. In dem relativ frischen, perfundierten Zungenmaterial eines 30 Jahre alten Mannes wurden erstaunlich häufig Mitosen im Epithel gefunden (Todeseintritt: 2 Uhr). Die Zellen sind größer und in ihrer äußeren Kontur abgerundet, ihre Tonofibrillen ganz an die Peripherie gerückt.

Ca. 60% aller Teilungsfiguren wurden im unteren Drittel des Stratum spinosum, die übrigen in der Basalschicht gefunden.

Eine Auszählung[4] ergab 140 Mitosen bei 6240 basalen Zellen, das ist ein Mitoseindex von 2,24 (auf 100 Zellen).

In der Verteilung der Mitosen zeigten sich regionale Unterschiede, wobei besonders 2 Ballungszentren auffallen (Abb. 10). Und zwar lagen 71 der ausgezählten Zellen über dem interpapillären Graben[5] und der von hier aus ansteigenden Kraterwand (50,7%), 42 über dem Kraterboden — gehäuft an seiner tiefsten Stelle (30%), 26 an der Basis der Sekundärpapillen (18,6%), 1 an der Mitte einer Sekundärpapille (0,7%). In den Epithelzellen, die die obere Hälfte der Sekundärpapillen bekleiden, wurde keine Mitose gefunden.

---

4. Gezählt wurden nur die eindeutigen Mitosebilder der Meta- bis Telophase.
5. Beachte die Bezeichnung bei Abb. 1—3.

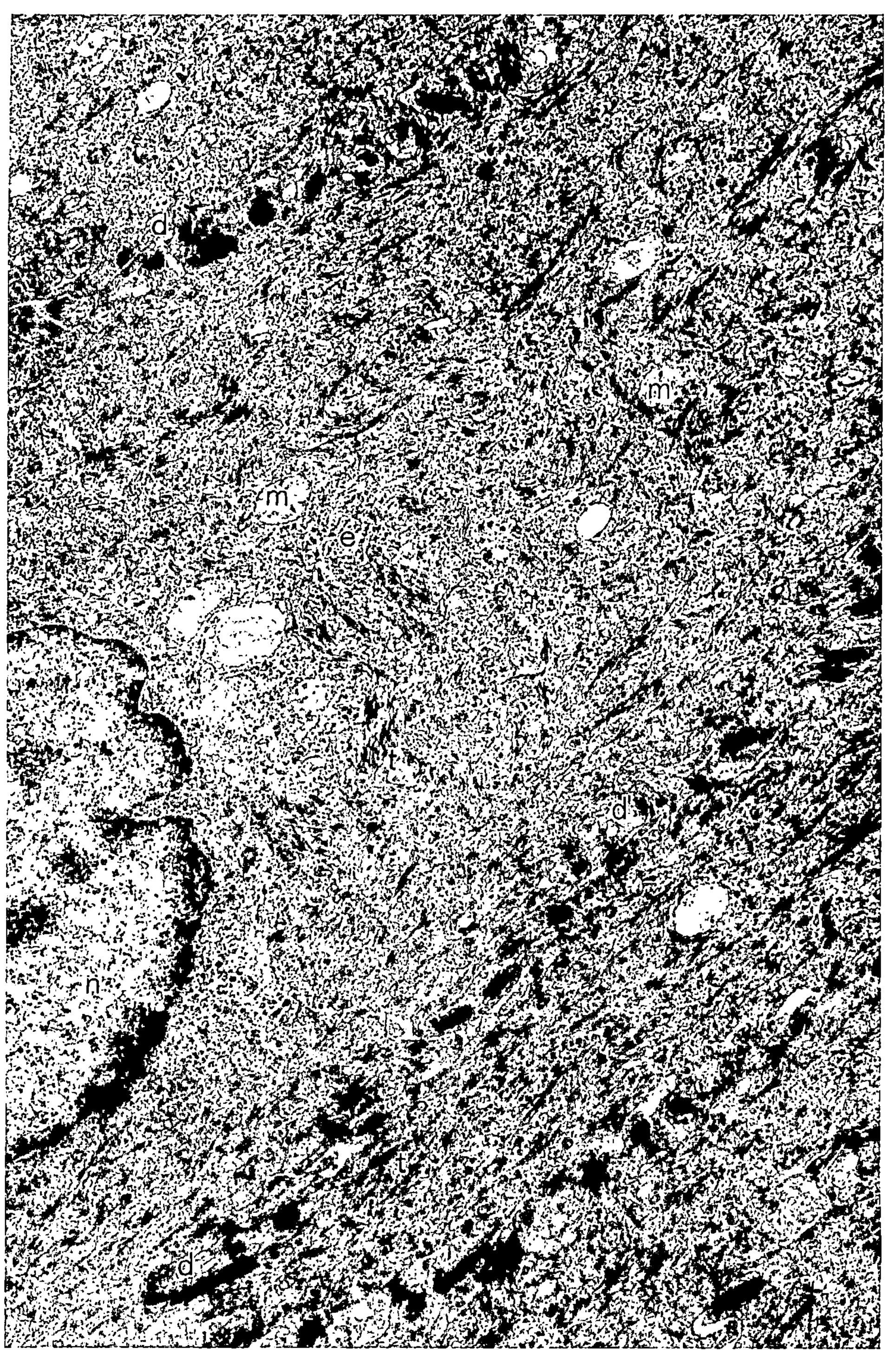

Abb. 9

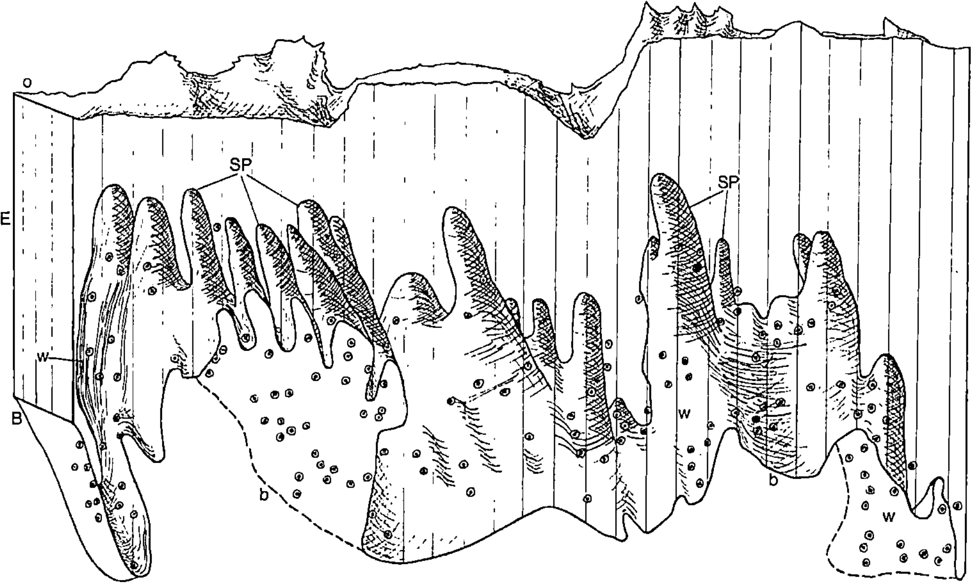

Abb. 10. Verteilung der Mitosen im Epithel der Papillae filiformes, Mensch. Die häufigsten Mitosefiguren wurden an der Kraterwand (*w*) und am Kraterboden (*b*) gefunden. Im Epithel der Sekundärpapillen (*SP*) sind sie nur spärlich zu beobachten. *B* Bindegewebe; *o* Epitheloberfläche; *E* Epithel

b) Stratum intermedium[6] (granulosum) und Stratum corneum

Die bis dahin latente Differenzierung der Epithelzellen, teils zu Keratinocyten teils zu solchen, die nur in geringem Grade oder gar nicht zur Verhornung befähigt sind, wird nun beim Verlassen der Stachelzellschicht offenbar.

In beiden Fällen kennzeichnet sich der Übergang ziemlich scharf: Von einer Zelle zur anderen wird die Farbintensität des Kern- und Zellplasmas schwächer. Hinzu kommt eine an Hand von Serienschnitten beobachtete auffällige Zunahme des Zellvolumens um das Doppelte bis Dreifache der Basalzellen (Abb. 12).

Im Elektronenmikroskop (Abb. 9) erkennt man, daß der Intercellularraum zu einem schmalen, von beiden Zellmembranen begrenzten Spalt eingeengt ist. Der Kontakt zur Nachbarzelle erfolgt durch zahlreiche Desmosomen. Fein aufgefaserte, z.T. noch locker gebündelte Tonofilamente liegen überall im Plasma zerstreut. Die Zellorganellen sind nur noch undeutlich gezeichnet, in höheren Lagen völlig zugrunde gegangen. Relativ lange erhält sich das endoplasmatische Reticulum, sowie freie und gebundene Ribosomen.

---

6. Nomenklatur aus: BRODY: The Epidermis. Hdb. d. Haut- und Geschlechtskrankheiten I/1, 1968.

Abb. 9. Epithelzellen an der Grenze zwischen Stratum spinosum und intermedium, Papilla filiformis, Mensch. Ein Teil der Zellorganellen ist nicht mehr erkennbar. Die Mitochondrien (*m*) sind geplatzt. Relativ gut erhalten sind Ergastoplasma (*e*) und feine Bündel von Tonofilamenten (*t*). Der intercelluläre Kontakt erfolgt über zahlreiche Desmosomen (*d*). *n* Kern. 9000fach

Epithel über dem Kraterboden. Keratohyalingranula treten zuerst in den blassen großblasigen Zellen vereinzelt als feinste Körnchen auf, häufig vermißt man sie in den untersten 3 Zellagen überhaupt. In der Zellsäule über der Mitte der bindegewebigen Mulde können sie im gesamten Epithel nur staubfein in den einzelnen Zellen vorkommen.

Dagegen nimmt die Dichte und Größe der Granula nach den Epithelformationen der Sekundärpapillen hin schnell zu. Das Cytoplasma der oberflächennah gelegenen Zellen ist schließlich mit groben Keratohyalingranula durchsetzt, bis sich allmählich der Übergang in die homogene dichte Struktur der verhornten Schichten vollzieht.

War im Stratum spinosum eine nach cranial zunehmende Abflachung der Zellen zu beobachten, so sieht man im Stratum intermedium umgekehrt, daß die unteren horizontal orientierten Zellen in der Mitte des Epithels kubische Gestalt annahmen, sich zur Oberfläche hin aber wieder abflachen.

Die obersten Zellagen über dem Kraterboden weisen zumeist eine mehr oder weniger vollständige, manchmal auch nur eine schwache Verhornung auf.

Epithel der Sekundärpapillen. Die charakteristische Oberflächenstruktur des Zungenrückens wird insbesondere durch das Verhalten des Epithels über und um die Sekundärpapillen bestimmt.

Ein Vergleich mit der Unterseite der Zunge ergibt, daß dort die Unregelmäßigkeiten der Epithel-Coriumgrenze durch Formänderung der einzelnen Zellen ausgeglichen werden; das Resultat ist eine relativ glatte Oberfläche.

Anders dagegen bei den Fadenpapillen des Zungenrückens. Ihre Epithelstruktur läßt sich am einfachsten unter der Voraussetzung erklären, daß es sich jeweils nur um Momentaufnahmen eines ständigen Zellstromes handelt:

Das Epithel schiebt sich allseitig von der inneren und äußeren Seitenwand des Kraters an den Sekundärpapillen hoch, wobei es eine fast maximale Abplattung erfährt (Abb. 3, 11). Dabei nimmt die Zahl und Größe der Keratohyalingranula zu. Durch den Schub der von unten nachdrängenden Zellen und unter gleichzeitiger Verhornung gelangen die konzentrisch um jede Sekundärpapille angeordneten Lamellen weiter cranialwärts (Abb. 11). Räumlich gesehen bilden sie ein System übereinandergestülpter Kegelmäntel, das sich schließlich über das allgemeine Oberflächenniveau der Zunge hinausschiebt (Abb. 6). Die vollständig verhornten Zellen sind in dieser Höhe im Zentrum des Epithelzapfens angelangt. Sie bilden dessen federnd feste Achse, an der ringsherum mehr oder weniger verhornte Zellplatten fixiert sind.

Epithel über dem interpapillären Graben[7]. Ein ähnliches Bild wie die Zellsäule über dem Kraterboden zeigt auch das interpapilläre Epithel. Keratohyalingranula werden hier jedoch nicht beobachtet (Abb. 3).

Die Zellschichten verlaufen zu den Rändern des Kraters in einem sanften Bogen schräg nach oben und sind dort bis zur mittleren Epithelhöhe fest mit den stark abgeplatteten konzentrischen Zellamellen der Papille verbunden. Weiter zur Oberfläche hin besteht nur teilweise ein fester Kontakt zwischen den einzelnen Zellverbänden. Mit unterschiedlich dicken Platten liegen sie auf dem interpapillären Graben — z.T. lose, z.T. mit den Epithelformationen über den Sekundärpapillen verbacken.

---

7. Beachte die Bezeichnungen bei Abb.1.

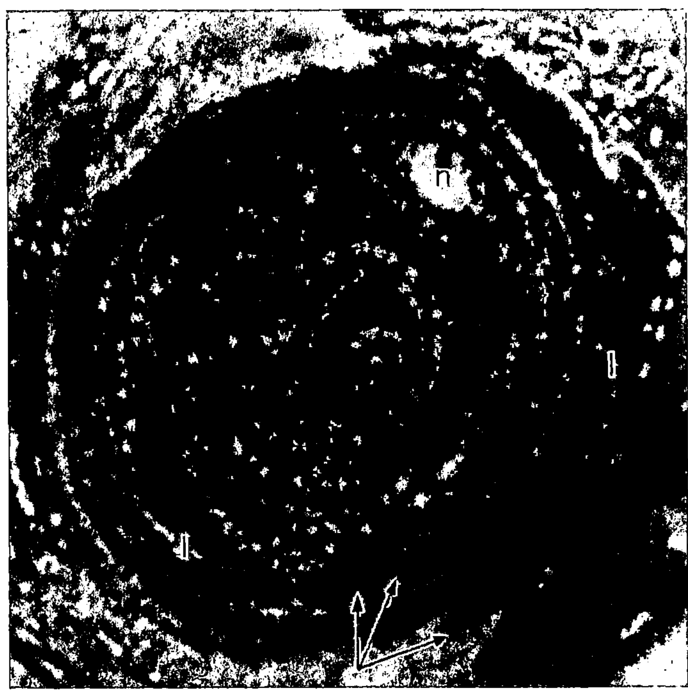

Abb. 11. Horizontalschnitt durch das Epithel über einer Sekundärpapille, Papilla filiformis, Mensch. Die Epithelzellen sind stark abgeplattet und in konzentrischen Lamellen (l) angeordnet. Die Verhornung ist im Zentrum am fortgeschrittensten. n aufgequollener Zellkern; Pfeile: Keratohyalingranula. Methode wie in Abb. 4. 2250fach

4. Melanocyten und Langerhanssche Zellen

Im gesamten Stratum germinativum wurden Dendritenzellen gefunden (Abb. 12). Da über ihr Vorkommen im Zungenepithel des Menschen in der einschlägigen Literatur nichts bekannt ist, sollen sie hier gesondert beschrieben werden.

Schon lichtoptisch unterscheiden sie sich von den benachbarten Epithelzellen durch das Fehlen von Tonofibrillen und Desmosomen. Weitere kennzeichnende Merkmale sind die dendritischen Plasmaausläufer und ein gelappter Kern, sowie einzelne feine Granula.

Die Verteilung der hellen verzweigten Zellen ist auffallend regelmäßig: Zwei Drittel liegen basal und ein Drittel suprabasal. Durchschnittlich kommt in der Basalschicht auf 4,9 Epithelzellen eine helle Zelle (Melanocyt). In den Zellagen über dem Stratum spinosum wurden sie nicht gefunden.

Ab und zu befinden sie sich genau zwischen Epithel und Corium. Dabei kann die Zelle jeweils zur Hälfte in beiden Geweben liegen, sie kann mit einem Zellausläufer ins Bindegewebe hineinragen, während ihr Körper von den Basalzellen umfaßt wird, oder umgekehrt mit ihrem Hauptanteil im Bindegewebe und nur einem Fortsatz im Epithel aufgefunden werden. Das Elektronenmikroskop zeigt, daß in einem solchen Fall die Basalmembran unterbrochen ist.

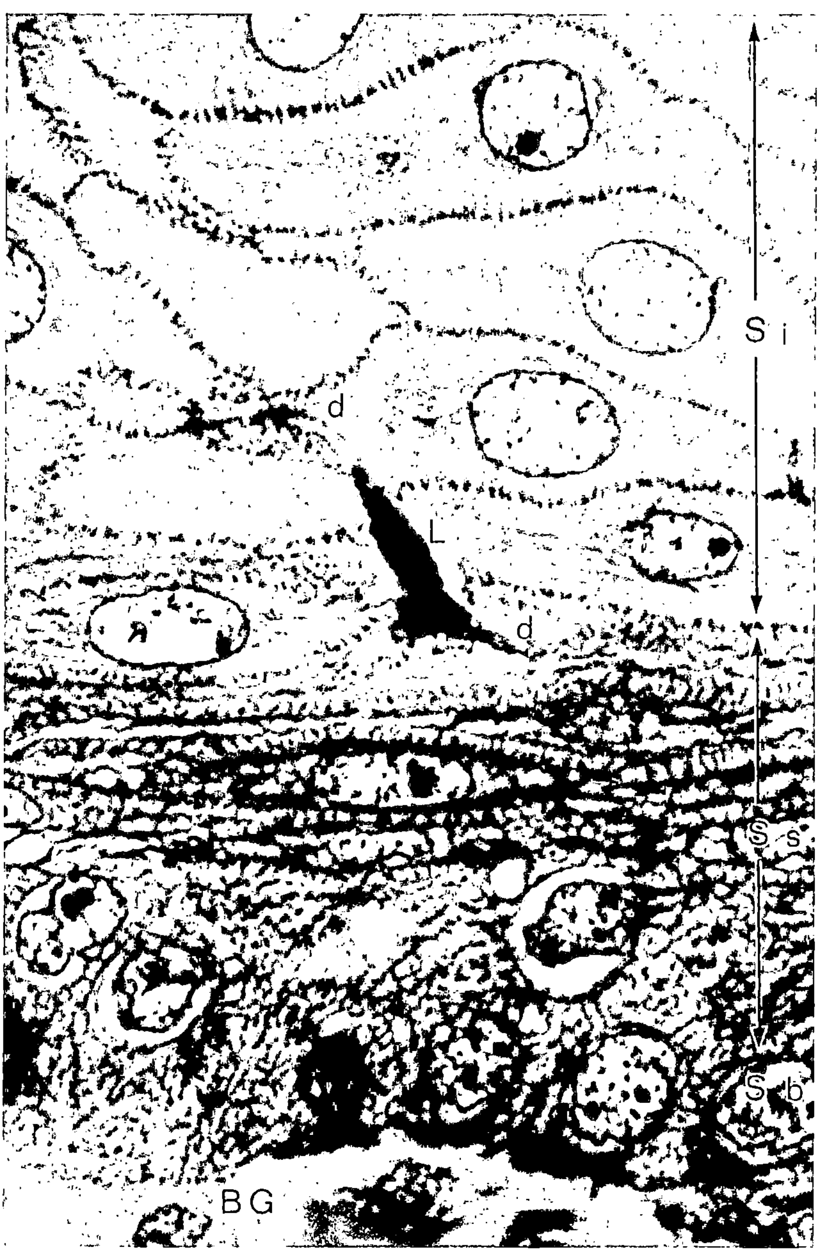

Abb. 12. Langerhanssche Zelle zwischen Stratum spinosum und intermedium, Zungenepithel, Mensch. *S. b.* Stratum basale; *S. s.* Stratum spinosum; *S. i* Stratum intermedium; *L* Langerhanssche Zelle mit ihren dendritischen Zellausläufern (*d*); *BG* Bindegewebe. Beachte den Wechsel von Form und Farbintensität der Epithelzellen in den verschiedenen Schichten. Methode wie in Abb. 4. 2500fach

Im unteren Drittel des Stratum germinativum wurden mehrfach Mitosefiguren beobachtet (Abb. 13). Die in Teilung befindlichen Zellen sind abgerundet; ihre

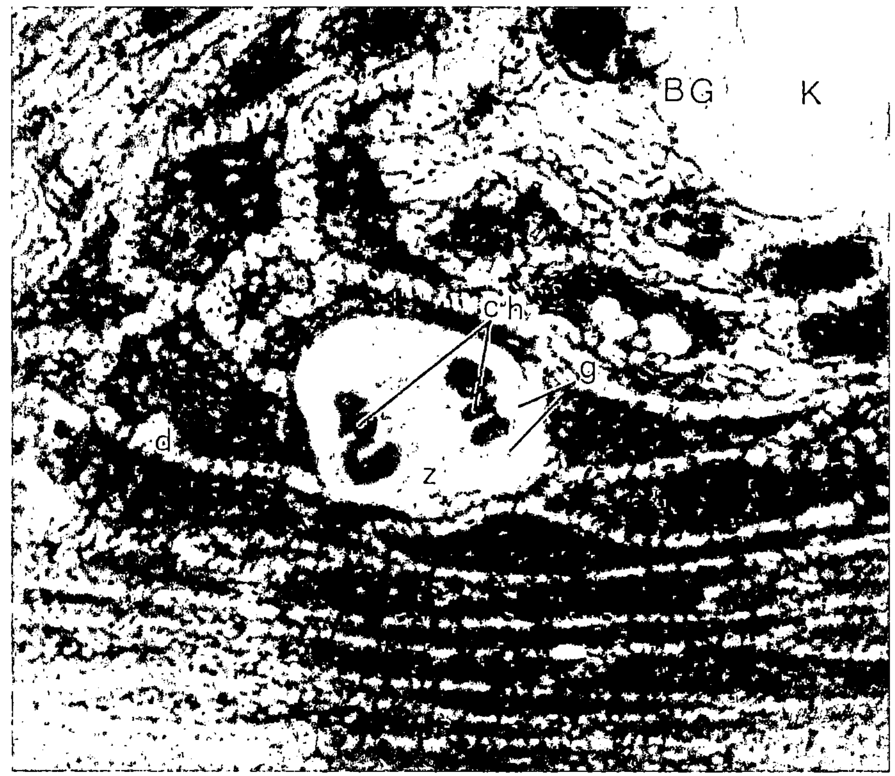

Abb. 13. Mitose einer hellen verzweigten Zelle (z) im Stratum spinosum, Zungenepithel, Mensch. Telophase. Die Zelle ist in ihrer äußeren Kontur abgerundet, ein längerer Zellausläufer war auch an Hand von Serienschnitten nicht zu beobachten. *BG* Bindegewebe; *K* Capillare; *ch* Chromosomen; *g* Granula; *d* Desmosomen. Methode wie in Abb. 4. 1800fach

Plasmafortsätze werden zum großen Teil zu Beginn der Mitose eingezogen, denn nur in wenigen Fällen waren noch kurze Zellausläufer zu erkennen.

Die lichtmikroskopischen Befunde wurden mit Hilfe des Elektronenmikroskops bestätigt und erweitert (Abb. 14, 15):

In der Umgebung des durch tiefe Plasmaeinstülpungen unregelmäßig konturierten Kernes verlaufen in einer sonst relativ strukturarmen Zone zarte Mikrofilamente. Im Cytoplasma liegen zahlreiche Mitochondrien, Golgiapparat, ein besonders gut entwickeltes Ergastoplasma, freie Ribosomen und Centriolen.

Sowohl basal (Melanocyten) als auch suprabasal (Langerhanssche Zellen) waren Melanosome vorhanden. In den Melanocyten beobachtet man häufiger ihre Frühformen, die Prämelanosomen, die sich durch eine konzentrische Binnenstruktur auszeichnen (Abb. 14). Die Granula sind hauptsächlich in dem vom Bindegewebe abgekehrten Zellpol vertreten.

Die höher liegenden Langerhansschen Zellen enthalten vorwiegend reife Melanosomen und die sog. Langerhansschen Zell-Granula (die aber auch in den basalen Melanocyten gesehen werden). Es handelt sich um gerade, längliche Strukturen mit einer längsverlaufenden Mittellinie und zarter Querstreifung. An

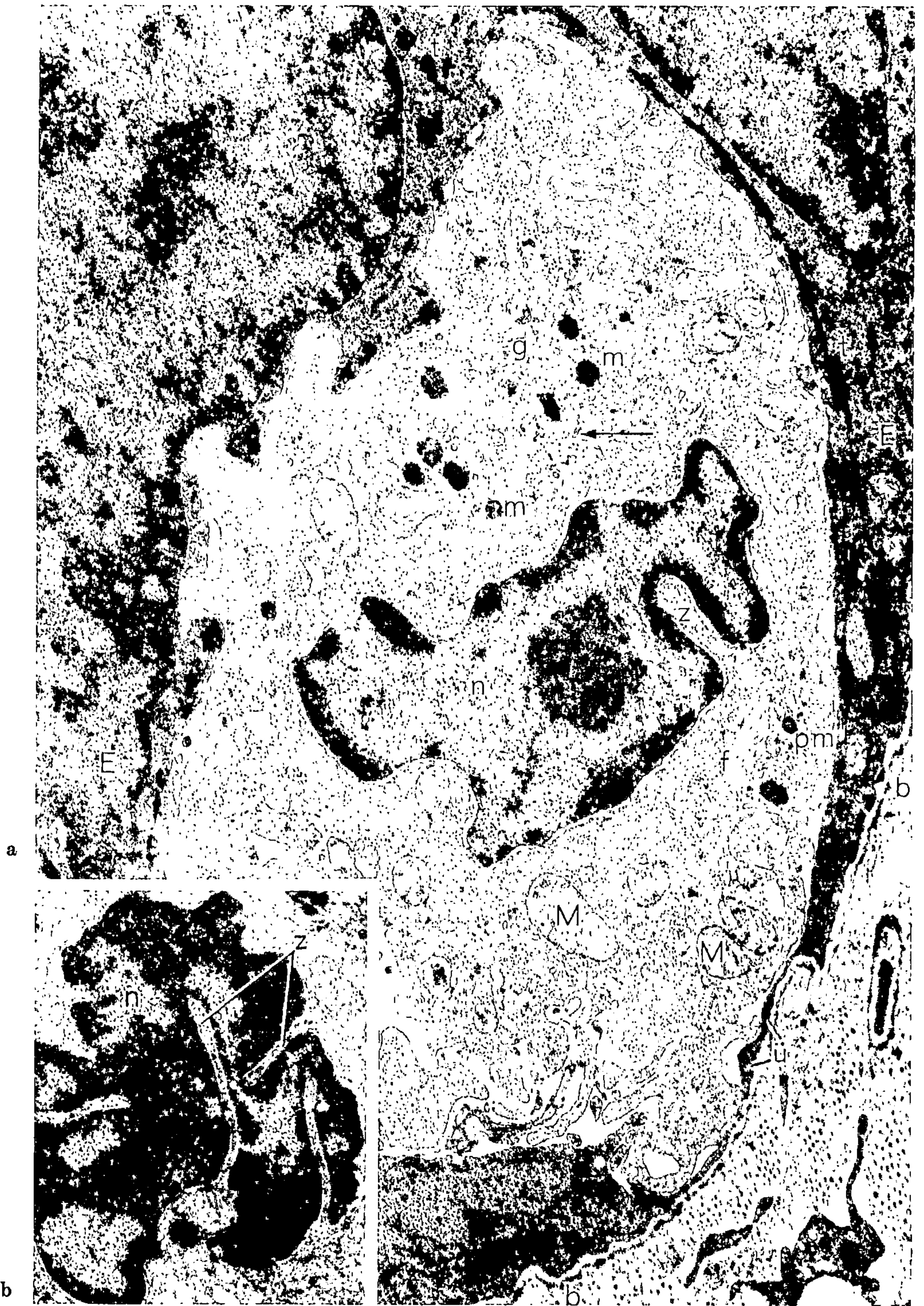

Abb. 14. a Melanocyt im Stratum basale des menschlichen Zungenepithels. Der Melanocyt wird basal von den Wurzelfüßchen (*ü*) der Epithelzellen (*E*) umklammert. *t* Tonofilamente; *b* Basalmembran; *n* Kern des Melanocyten; *z* Cytoplasmaeinstülpungen im Kern; *M* Mitochondrien; *f* Filamente; *m* Melanosomen; *pm* Praemelanosomen; *g* Golgizisternen; Pfeil: Langerhanssche Zellgranula. b Kern einer Dendritenzelle mit tiefen Cytoplasmaeinstülpungen. 10 800fach

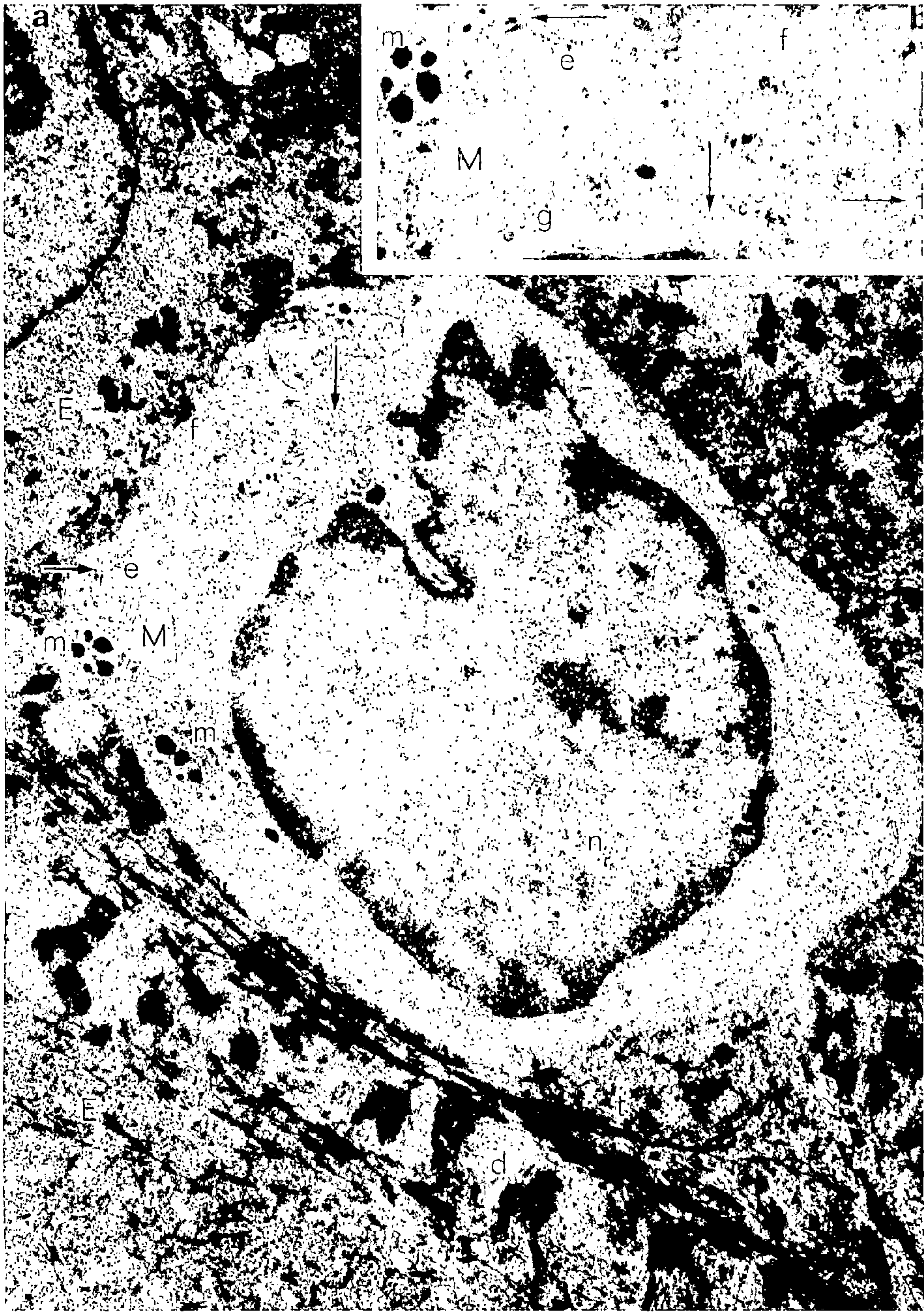

Abb. 15a u. b. Langerhanssche Zelle im Zungenepithel. Mensch. Beachte das hellere Zell- und Kernplasma, das Fehlen von Desmosomen (d) und Tonofilamenten (t) im Vergleich zu den Epithelzellen (E). Bezeichnung wie in Abb. 4. e Ergastoplasma. a Elektronenoptische Übersichtsbild. 4500fach; b Ausschnitt aus a. 14400fach

einem Ende können sie kolbenartig aufgetrieben sein, was zu der Bezeichnung „Tennisschläger" (Zelickson, 1965) geführt hat (Abb. 15).

Die Zellfortsätze der Melanocyten und Langerhansschen Zellen winden sich zwischen den Intercellularräumen hindurch, von den Desmosomen immer wieder zu einem Richtungswechsel gezwungen. In ihrem Cytoplasma sind nur spärlich Mitochondrien, Ergastoplasma und kleine Melanosome zu erkennen.

Läßt auch der lichtmikroskopische Befund manchmal den Verdacht auf intra-epitheliale Nervenfasern aufkommen, so kann diese Differentialdiagnose eindeutig an Hand der Feinstrukturen widerlegt werden.

Bei den vergleichenden Untersuchungen am Zungenmaterial von Nagern (Nutria und Ratte) wurden diese Zelltypen nur spärlich beobachtet. Beim Meerschweinchen sollen sie völlig fehlen (Horstmann, 1957).

5. Nervenversorgung der Papillae filiformes

a) *Lichtmikroskopische Befunde*

Die afferente Nervenversorgung der Papilla filiformis erfolgt aus den in der Tunica propria mucosae gelegenen Nervenfasern und -bündeln. Unterhalb jeder Fadenpapille zweigt ein Nerv senkrecht nach oben ab (Abb. 17). Er besteht aus einem gut ausgeprägten Begleitgewebe und 2—4 Nervenfasern, von denen regelmäßig ein Axon eine dicke Myelinscheide besitzt — die anderen sind dagegen markarm.

Mit einigen unregelmäßigen Windungen, aber unter Beibehaltung der Hauptverlaufsrichtung, zieht der Nerv im Zentrum des Grundstocks — zusammen mit der Arteriole und der sinusoidartigen Vene — bis unter den Kraterboden.

Schon im unteren Drittel der Primärpapille zweigen von dem markreichen Nerven einige Äste ab. Sie liegen zu Anfang noch mit der Stammfaser im gemeinsamen Perineurium, zweigen dann aber ab und endigen im Bindegewebe.

Ebenso kehren sich nach und nach die markärmeren Fasern von der Hauptverlaufsrichtung ab. Manchmal war es möglich, sie bis dicht an die Gefäßwand zu verfolgen; zumeist aber endigen auch sie frei im Bindegewebe.

Dicht unter dem Kraterboden teilt sich die zentrale Nervenfaser in einige Äste auf, die sich dann jeweils unter Abgabe feinster Seitenzweige in einem umschriebenen subepithelialen Bezirk aufknäueln. In vielen Fällen reicht eine Aufzweigung — zumeist als freie Nervenendigung, selten einmal als Endknäuel — in eine Sekundärpapille hinein.

Der gesamte Komplex der nervösen Endigung wird von einem Ring dünnwandiger weitlumiger Gefäße umgeben, die von einem dichten Netz elastischer Fasern umsponnen werden (Abb. 16, 18, 19, 25). Im Zentrum zwischen den Nervenendknäueln bleibt nur wenig Platz für kollagene und elastische Fasern, Bindegewebszellen und in seltenen Fällen für kleinkalibrige Capillaren.

In Abb. 17 sieht man vom Corium aus auf das Grenzflächenrelief zwischen Epithel und Bindegewebe einer Papilla filiformis. Der Nervenverlauf wurde an Hand von Paraffinschnittserien rekonstruiert:

Der Nerv teilt sich in 4 Hauptäste auf; von ihnen endet einer im oberen Drittel des Grundstocks, 2 bilden je ein unter dem Epithelwulst des Kraterbodens gelegenes Faserknäuel und einer läuft in eine Sekundärpapille hinein.

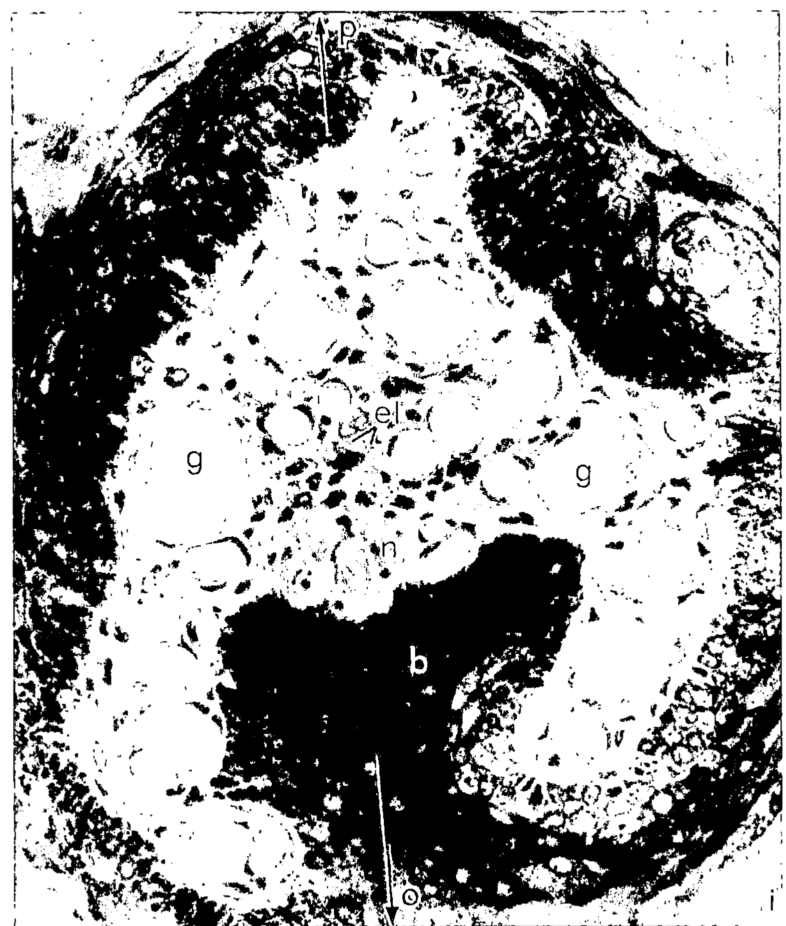

Abb. 16. Horizontalschnitt durch eine Papilla filiformis, Mensch. Schnittebene in Höhe des bindegewebigen Grundstocks (vgl. Abb. 3). Beachte, daß die Papille abschüssig von pharyngeal (*p*) nach oral (*o*) geneigt ist, so daß hier der Schnitt am oberen Rand des Kraters liegt, während pharyngeal die gesamte Primärpapille getroffen ist. Dicht unter dem Epithel des Kraterbodens (*b*) liegt das Nervenendorgan (*n*), umgeben von einem Kranz von Gefäßen (*g*) und elastischem Gewebe (*el*). *i* interpapilläres Epithel. 333fach

Die Flächenausdehnung der subepithelialen nervösen Endstrukturen beträgt 120 μ × 70 μ. (Der Grundstock maß an seiner Basis 330 μ in der Breite und 300 μ in der Sagittalen.)

b) Feinere Struktur der Nervenendigungen

An Hand von Semi- und Ultradünnschnitten konnten 3 Hauptarten nervöser Endstrukturen unterschieden werden: α) die freie Nervenendigung, β) das umschriebene Endorgan, und zwar einfacher Bauweise (Endknäuel), als lamellär differenziertes Körperchen, als gering differenziertes Körperchen (Zwischenform zwischen den vorher genannten) und als Meissnersches Körperchen (selten), γ) die epitheliale Endigung.

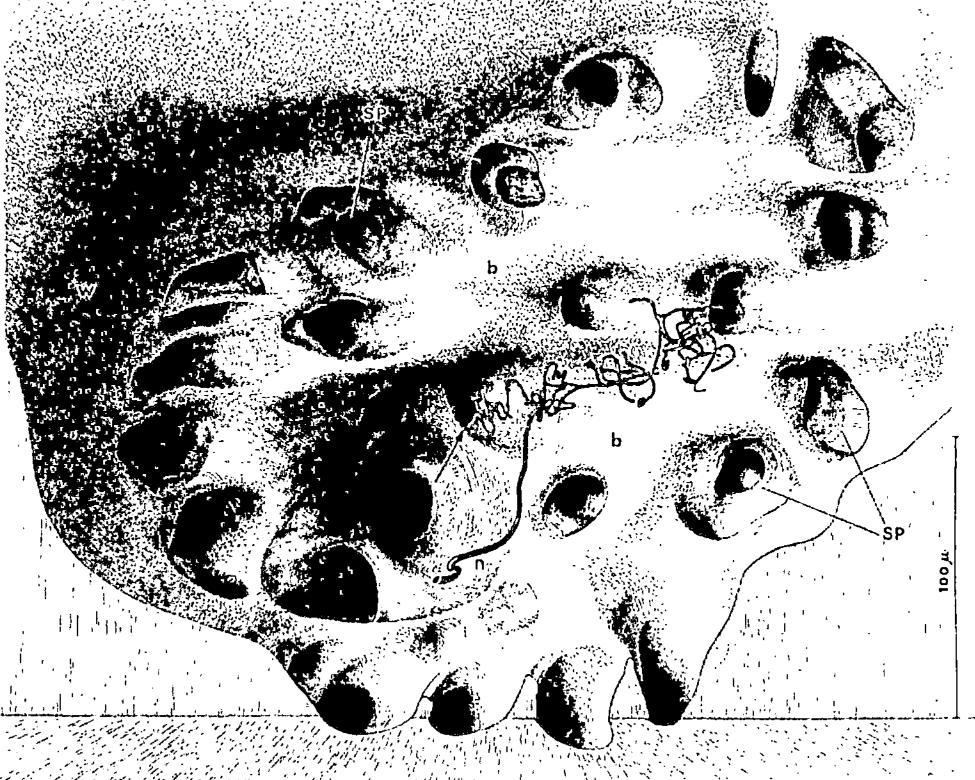

Abb. 17. Papilla filiformis, Mensch. Rekonstruktion des Grenzflächenreliefs einer Fadenpapille, vom Bindegewebe aus gesehen. *b* Kraterboden; *w* Kraterwand; *SP* Sekundärpapillen. Der Nerv (n) zieht im Zentrum der Papille unter den Kraterboden, wo er sich zu einem Nervenendknäuel aufzweigt. Eine Faser reicht in eine Sekundärpapille hinein (Pfeil)

ad α): *Freie Nervenendigung.*

Die von der zentralen Faser abzweigenden Nerven splittern sich im Bindegewebe unter allmählichem Verlust der Myelinscheide auf. Der Neurit bleibt aber vom Plasma der Schwannschen Zelle in unterschiedlichem Ausmaß umhüllt (Abb. 29). Sein Kaliber wird größer, er rückt mehr an die Peripherie der Schwannschen Zelle, bis schließlich statt eines Mesaxons ein breiterer Spalt vorhanden ist, so daß der Neurit an dieser Stelle nur durch die Basalmembran des Lemnocyten (Schwannsche Zelle) von den umgebenden Bindegewebsstrukturen getrennt ist (periaxonale Basalmembran).

Die Relation Axon — Schwannsche Zelle hat sich zuungunsten der letzteren verschoben, die zu schmalen langen Plasmaausläufern ausgezogen ist, von denen einige nicht mehr mit einem Neuriten assoziiert sind. Die Zuordnung zum Lemnocyten wird aufgrund von zwei Merkmalen ermöglicht: Die Ausläufer sind im Gegensatz zu denen der Bindegewebszellen unregelmäßiger konturiert und zum anderen stets von der Basalmembran umgeben.

Im Lichtmikroskop wirkt das Plasma der Schwannschen Zelle relativ homogen. Seine Feinstruktur ist gekennzeichnet durch eine dicht zarte Granulierung, Mikrofilamente, Ribosomen und vereinzelt Mitochondrien.

Im Axon sind immer Neurofilamente, Neurotubuli und Mitochondrien zu finden, häufig auch Vesikel und Strukturen ähnlich den Katecholamingranula (Abb. 29).

Um diese „freien" Nervenendigungen liegen Kollagenbündel.

ad *β)*: *Umschriebenes Endorgan.*

Bei den aufgrund lichtmikroskopischer Beobachtungen als subepitheliale Nervenknäuel oder -körperchen bezeichneten Endigungen können feinstrukturell vor allem aufgrund des Verhaltens der Schwannschen Zelle die vier oben genannten Formen unterschieden werden:

Endorgan einfacher Bauweise = Endknäuel. Hierbei teilt sich der Nerv in einige markhaltige Äste, die bald ihre Myelinscheide verlieren und sich weiter zu einem dichten Gebüsch scheinbar regellos ineinander verwundener Fasern verzweigen (Abb. 18).

Das einzelne Axon wird mehr oder weniger vollständig vom Plasmamantel des Lemnocyten umschlossen, ohne daß eine spezifisch gerichtete Anordnung von Cytoplasmalamellen zu beobachten ist. In ihrer feineren Morphologie ähneln sie den oben beschriebenen „freien" Nervenendigungen. In den meisten Fällen ist der Neurit zum Ende hin lang kolbig aufgetrieben und dicht mit Mitochondrien gefüllt (Abb. 18). Es fehlen Neurofilamente im gesamten Endbereich, häufig beobachtet man jedoch kleine Vesikel, die dem axoplasmatischen Reticulum zuzuordnen sind. Die in Abb. 18 erkennbaren „Siebstrukturen" stellen Anhäufungen von Mitochondrien im Axon dar.

Lamellär differenzierte Körperchen. Über das Vorkommen lamellär differenzierter Endigungen im Bereich der Zunge liegen keine Beschreibungen vor; ich möchte darum über diese Befunde ausführlicher berichten.

Charakteristisch für diesen Typ von Endkörperchen ist die Differenzierung der Schwannschen Zellen zu Lamellen, die den Neuriten mit konzentrischen Wicklungen umgeben.

Die im Zentrum der Primärpapille verlaufende Nervenfaser verzweigt sich in einige markhaltige Äste, die zum größten Teil — bis auf die obenerwähnten Seitenäste — an der Bildung des lamellär differenzierten Körperchens beteiligt sind.

Die Myelinwicklungen der Schwannschen Zelle enden bei Eintritt in das Endkörperchen ziemlich abrupt; das Bild entspricht einem halben Ranvierschen Schnürring (Abb. 20).

Die Ultrastruktur des *Axons* ähnelt der der vorhergenannten Endigungen: Zentral verlaufen in der Längsrichtung der Nervenfaser und zueinander parallel die Neurofilamente (Abb. 21). Die in den Axonen der freien Endigungen beobachteten Neurotubuli fehlen jedoch. In einigen Fällen konnte beobachtet werden, daß Bündel von Neurofilamenten zu den „Desmosomen" zwischen Axon und Schwannscher Zelle hinziehen (Abb. 20, 21).

Zum Ende hin kann der Neurit bis auf das Doppelte seines ursprünglichen Volumens aufgetrieben sein. Die Mitochondrien, die bis dahin schon auffallend dicht an der Peripherie des Neuriten zu sehen waren, werden immer zahlreicher

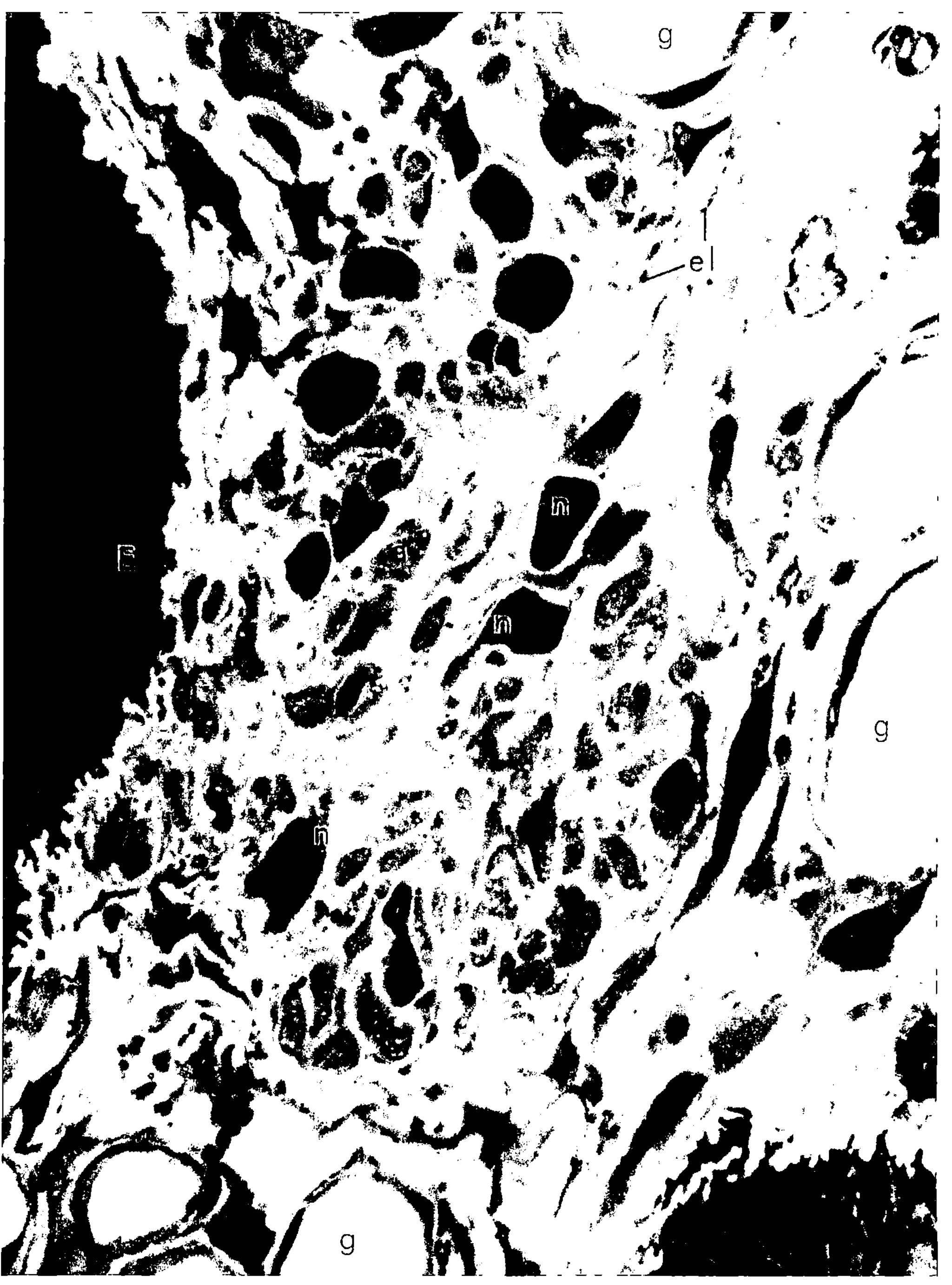

Abb. 18. Einfaches Nervenendknäuel unter dem Epithel des Kraterbodens (*E*) einer Papilla filiformis, Mensch. An der Peripherie ein Kranz weitlumiger Gefäße (*g*) und elastische Fasern (*el*). *a* Axon, vollgefüllt mit Mitochondrien; *n* Kern der Schwannschen Zelle. Beachte die Wurzelfüßchen des Epithels. Methode wie in Abb. 4. 1800fach

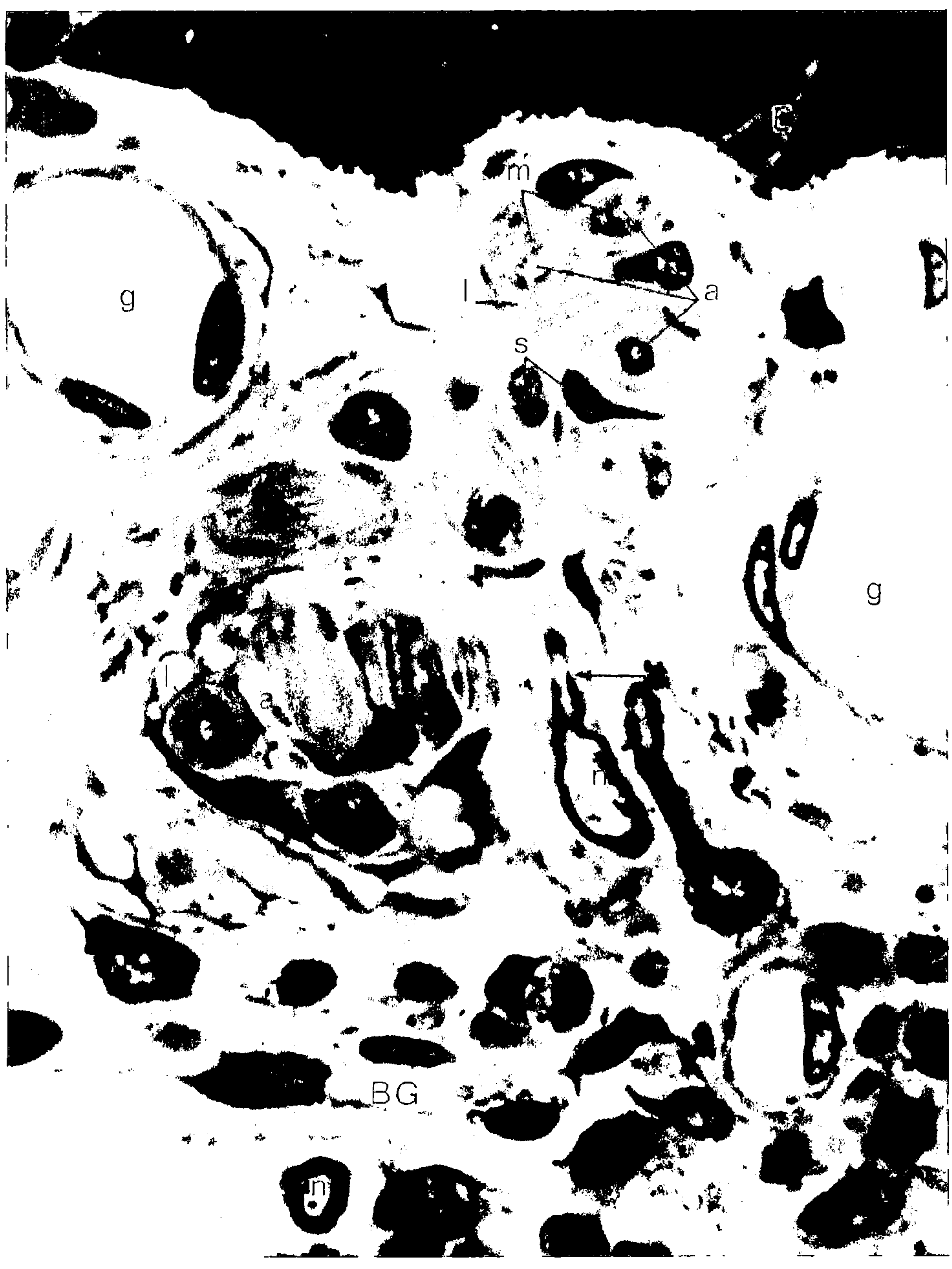

Abb. 19. Lamellär differenziertes Körperchen, Papilla filiformis, Mensch. Der zuführende Nerv (*n*) verliert seine Markscheide (Pfeil), das Axon (*a*) liegt nun im Zentrum eines konzentrischen Lamellensystems (*l*), das von Plasmaausläufern der Schwannschen Zellen (*s*) gebildet wird. Beachte im Axon den dunklen Kranz der peripheren Mitochondrien (*m*). Bezeichnung wie in Abb. 4. 1800fach

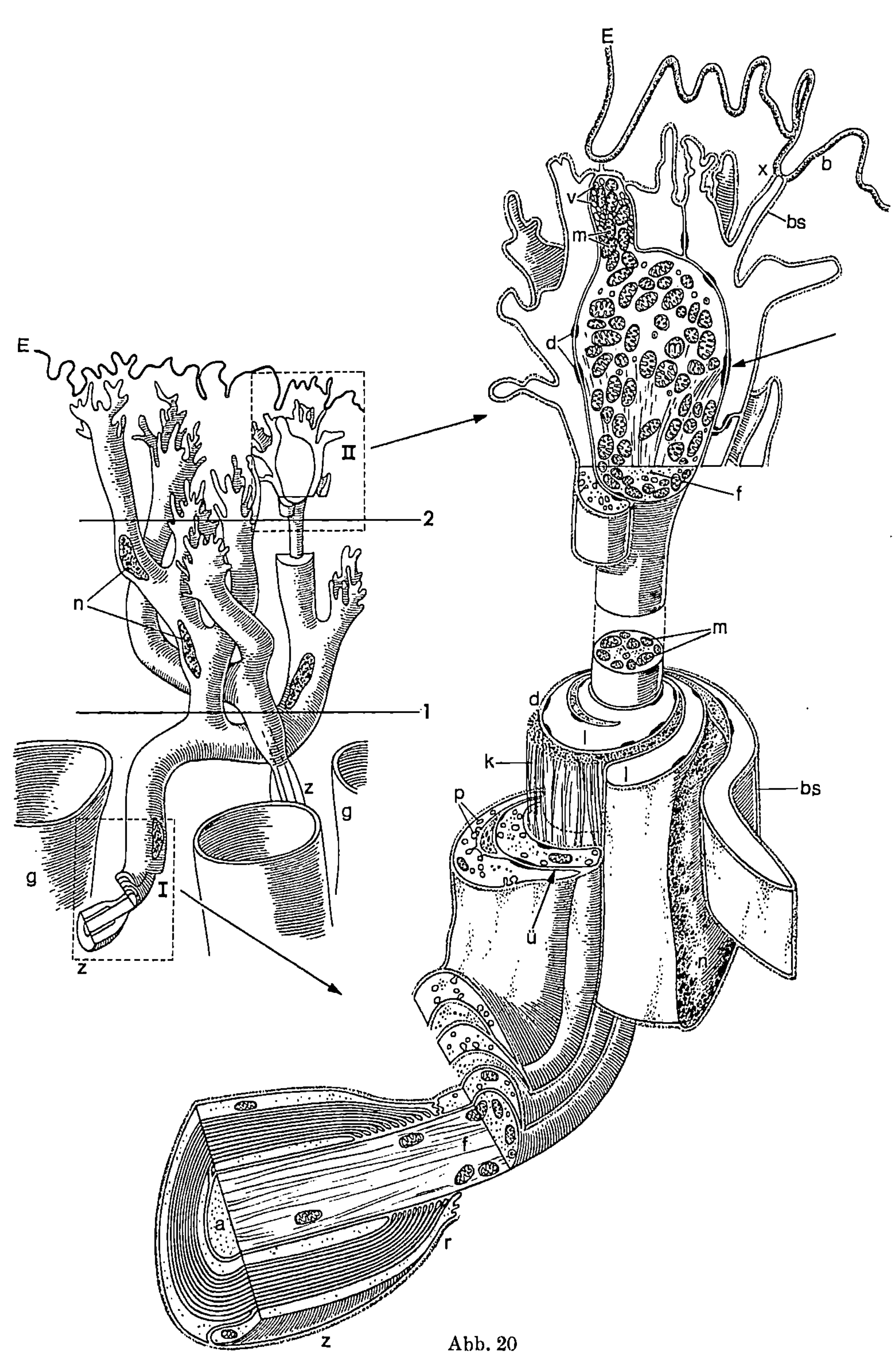
E
x
b
v
bs
m
d
m
f
E
II
2
n
1
m
z
g
d
l
g
k
l
I
bs
p
z
u
n
a
f
r
z
Abb. 20

und liegen nun auch z. T. im Zentrum des Neuritenkolbens, in dem jetzt keine Neurofilamente mehr zu erkennen sind (Abb. 20, 29). Ab und zu finden sich im Axoplasma auch Katecholamingranula und einzelne Vesikel, sowie Myelinfiguren (wohl ein Artefakt, da es sich nicht um ganz frisches Material handelte).

Die Besonderheit dieses Körperchens manifestiert sich, wie schon erwähnt, im Verhalten und in der Anordnung der *Begleitzellen* (= Schwannsche Zellen) (Abb. 19—24).

Es handelt sich um Zellen mit plattenartig ausgewalztem Cytoplasma, das in durchschnittlich 3—5 konzentrischen Wicklungen um den Neuriten liegt.

Jede Plasmalamelle ist von einer Basalmembran umgeben und von der nächsten durch Bindegewebsstrukturen getrennt.

Zumeist sind es zwei und mehr Zellen, die sich an der lamellären Umhüllung eines Neuriten beteiligen und sich dabei mit ihren spitz auslaufenden Enden in einem breiten Abschnitt überlappen. In diesem Überlappungsbereich sind dann die beiden Lamellen nur durch einen schmalen intercellulären Spalt voneinander getrennt und von einer gemeinsamen Basalmembran umgeben. Seltener findet man, daß zwei Lamellen Ende an Ende aneinanderstoßen und somit über eine wesentlich kleinere Kontaktzone verfügen.

Häufig ist zu beobachten, daß die den Neuriten einhüllende Schwannsche Zelle sich mit an den peripheren Wicklungen beteiligt: Der Axonmantel setzt sich dann in einen lamellären Plasmaausläufer fort, der mittels seiner Feinstruktur die Identität der Begleitzellen mit den Schwannschen Zellen offenbart (Abb. 22, 24).

Räumlich gesehen entsteht das Bild eines langen, im Verlauf gewundenen Cylinders, in dessen Zentrum sich das Axon befindet (Abb. 20).

Das nervöse Endorgan selbst setzt sich aus mehreren solcher cylinderähnlichen Elemente zusammen, die miteinander verschlungen sind und sich in ihrem Verlauf noch mehrmals aufteilen. Ihre Lamellensysteme sind untereinander nicht scharf abgegrenzt, sondern die Plasmawicklungen des einen Axons gehen unmerklich in die des anderen über.

Das Plasma der Begleitzellen bzw. der Schwannschen Zelle erscheint im Lichtmikroskop relativ homogen (Abb. 19). Elektronenmikroskopisch erkennt man

Abb. 20. Halbschematische Darstellung eines lamellär differenzierten Nervenendkörperchens. *Links:* Räumliches Übersichtsbild. Die einzelnen Lamellenelemente ähneln langgestreckten, im Verlauf gewundenen Zylindern. Das Endorgan wird von zwei zuführenden markhaltigen Nerven (*z*) gebildet. Die umgebenden weitlumigen Gefäße (*g*) sind angedeutet. Die Schnittebenen *1* und *2* beziehen sich auf die folgenden elektronenmikroskopischen Abbildungen. *Rechts:* Ausschnitt aus dem Anfang (*I*) und Ende (*II*) eines lamellären Systems. Der Nerv (*z*) verliert seine Myelinscheide unter dem Bild eines halben Ranvierschen Schnürringes (*r*). Im Axon (*a*) findet man Neurofilamente (*f*) und bei *I* peripher bei *II* auch zentral im Neuritenkolben Mitochondrien (*m*). Die Lamellen (*l*) der Schwannschen Zellen sind von einer Basalmembran (*bs*) umgeben und untereinander durch Bindegewebsstrukturen (*k*) getrennt. Sie zeigen Pinocytosebläschen (*p*), Desmosomen (*d*), an denen z. T. Neurofilamentbündel inserieren (Pfeil). Dicht unter dem Epithel (*E*) sind die Axone vollgepackt mit Mitochondrien und Vesikel (*v*). Die Basalmembran der Schwannschen Zelle und die des Epithels (*b*) sind strangartig miteinander verbunden. Die Schwannsche Zelle endet mit zottenartigen Cytoplasmafortsätzen, z. T. direkt am Epithel (*x*). *n* Nucleus der Schwannschen Zelle; *ü* Überlappungsabschnitt zweier Lamellen

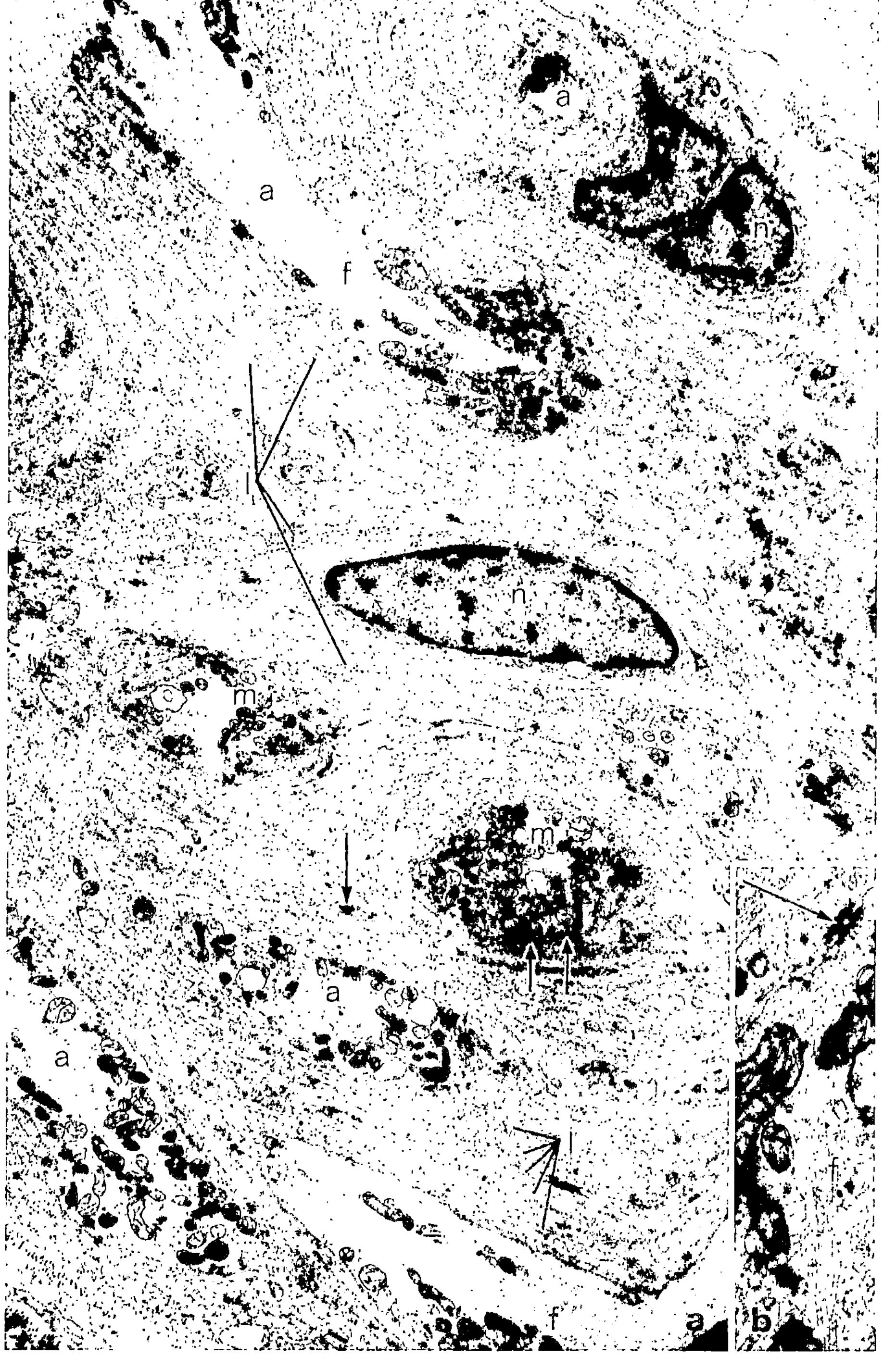

Abb. 21a u. b. Lamellär differenziertes Körperchen (Schnittebene 1 im Schema Abb. 20).
a Elektronenoptische Übersicht. Die ein Axon umgebenden Plasmalamellen der Schwannschen
Zelle gehen an der Peripherie in das Lamellensystem des nächsten Axons über. Bezeichnungen
wie in Abb. 20. Pfeile: Desmosomen. 3600fach. b Insertion eines Bündels von Neurofilamenten
(f) an den Desmosomen zwischen Axon und Schwannscher Zelle. Bezeichnungen wie in Abb. 20.
18000fach

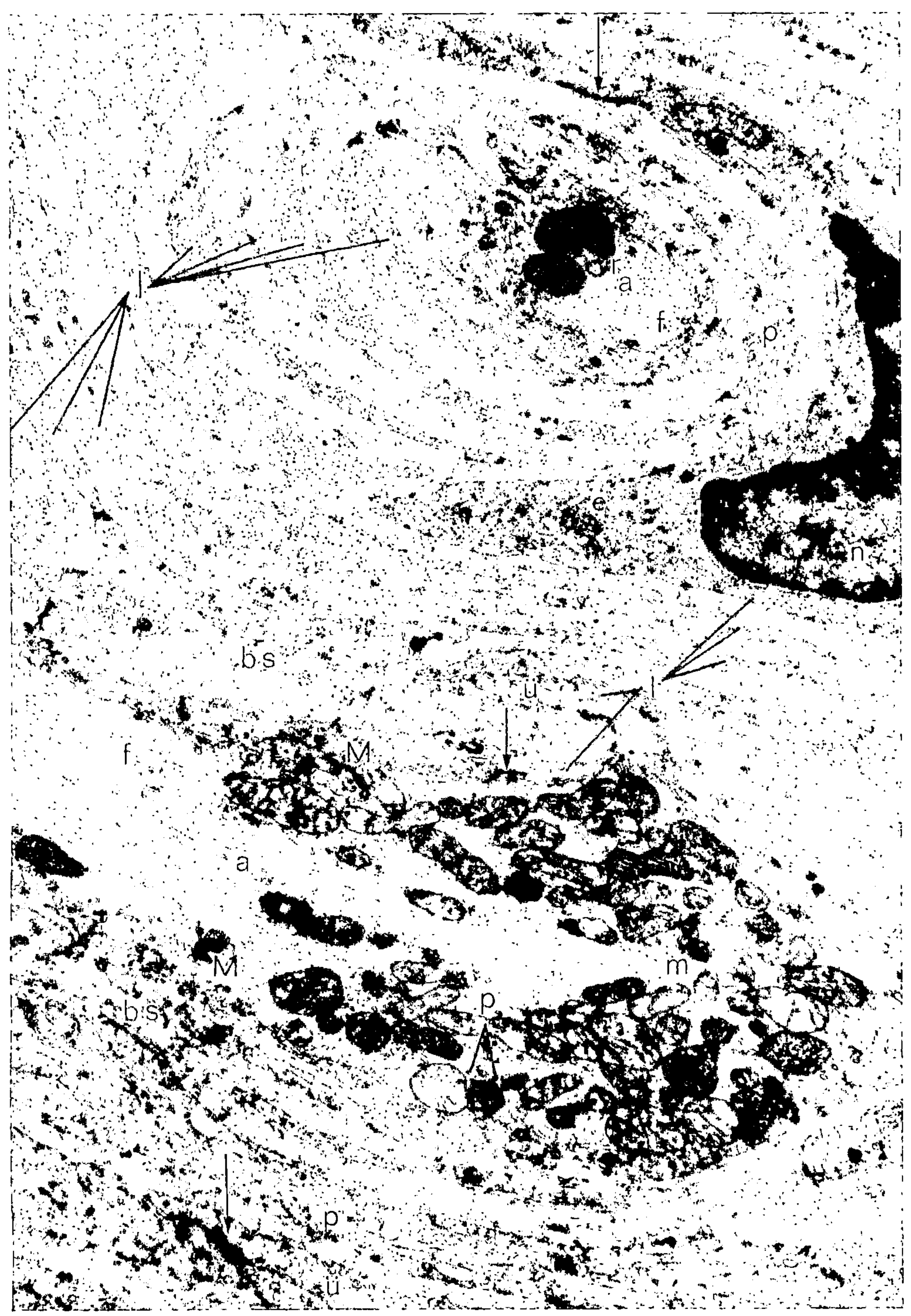

Abb. 22. Lamellär differenziertes Endorgan. Ausschnitt aus Abb. 21. Bezeichnungen wie in Abb. 20. *M* Myelinkörper; *r* axoplasmatisches Reticulum; *e* Ergastoplasma. Zu Beginn des sensiblen Körperchens (Schnittebene 1 im Schema Abb. 20) ist das einzelne Axon von etwa 4—5 Cytoplasmalamellen umgeben. 10800fach

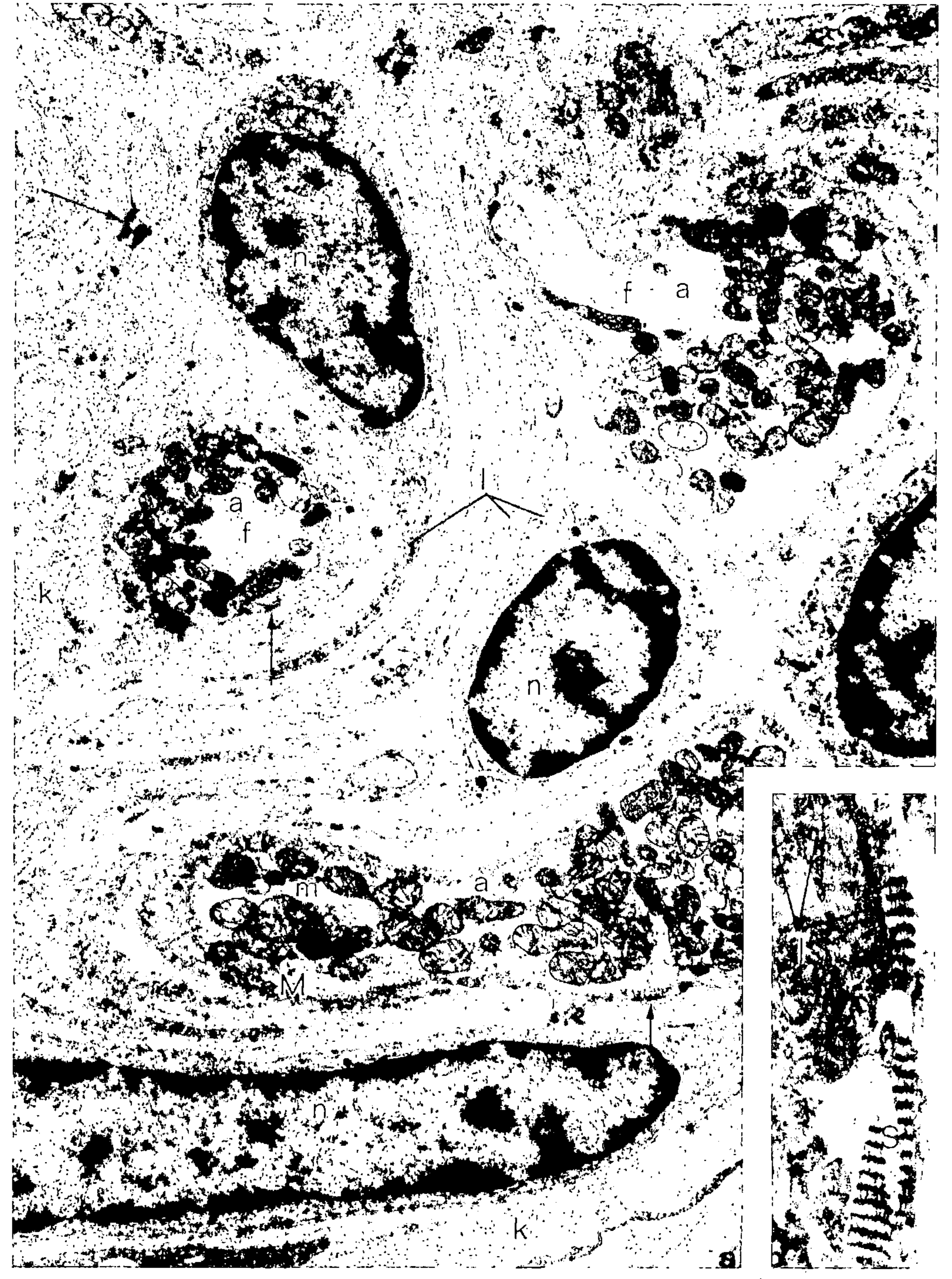

Abb. 23a u. b. Lamellär differenziertes Körperchen (Schnittebene 2 im Schema Abb. 20). Epithelnahe. a Zentrum des Körperchens. Beachte die unregelmäßige Anordnung und Zahl der Lamellensysteme. Bezeichnungen wie in Abb. 20. 7200fach. b Quergebänderte kollagene Faserstrukturen (S) aus
der Peripherie des Körperchens. 10800fach

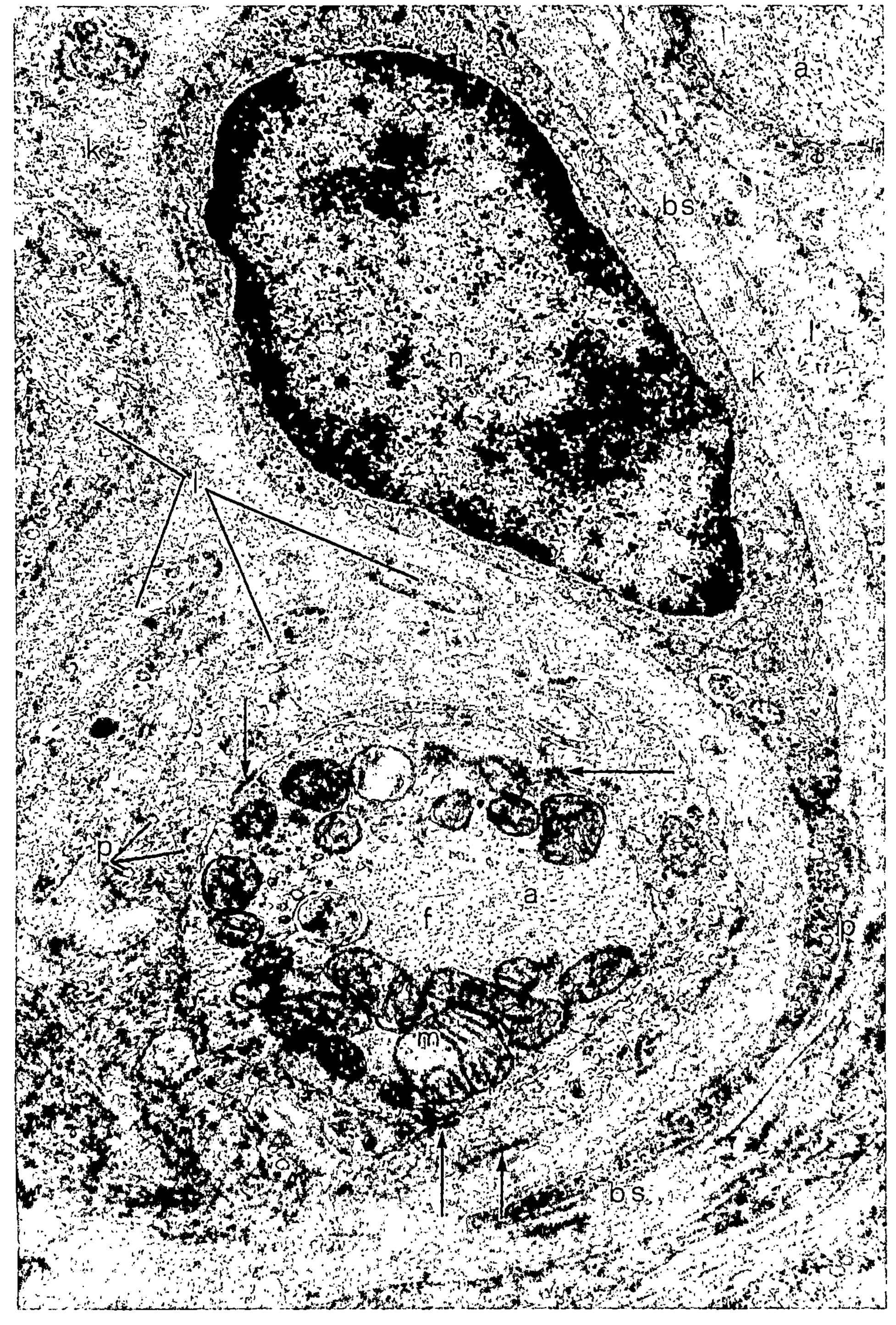

Abb. 24. Lamellär differenziertes Körperchen. Ausschnitt aus Abb. 23 (Schnittebene 2 im Schema Abb. 20). In den epithelnahen Abschnitten zeigt sich eine deutliche Auflockerung des konzentrischen Lamellensystems (vgl. Abb. 22). Bezeichnungen wie in Abb. 20. 18000fach

einzelne Mikrofilamente, die die verschiedensten Verlaufsrichtungen aufweisen, freie Ribosomen und seltener rauhes Ergastoplasma und Mitochondrien.

Die beiden auffälligsten Feinstrukturen sind pinocytotische Bläschen und wenig differenzierte Desmosomen.

In einigen Regionen fällt eine lokale Anhäufung von Vesikeln auf. Solche Bläschen kommen aber auch sonst vereinzelt im Plasma der Begleitzellen vor. Manchmal bilden sie einfache Membraneinstülpungen, manchmal stehen sie durch eine Art Stiel mit der Membran noch in Verbindung und dann scheinen sie wiederum frei im Cytoplasma zu liegen.

Nur ausnahmsweise sind derartige Vesikelansammlungen mit einer Membranverdichtung assoziiert. Regelmäßig findet man aber zwischen den Neuriten und der Schwannschen Zelle, sowie zwischen 2 Begleitzellen an ihren Überlappungsabschnitten und auch zwischen den Zellausläufern und dem Bindegewebe engere desmosomenähnliche Kontaktzonen in Form von Membran- bzw. Gewebsverdichtungen. Der Intercellularspalt ist eingeengt und weist elektronendichteres Material auf.

· Wie schon erwähnt, gelang es in einigen Fällen eine Verbindung von Neurofilamentbündeln mit Desmosomen zwischen Axon und Schwannscher Zelle zu beobachten (Abb. 21).

Die Begleitzellen enden mit zottenartigen, den Neuritenkolben teilweise überragenden Ausläufern dicht unter oder am Epithel, wobei es zu einer Vereinigung der subepithelialen Basalmembran mit der Schwannschen Zelle kommen kann (Abb. 20, 29).

Der gesamte Komplex ineinander gewundener lamellärer Elemente ist nach außen von einer 20 μ breiten Zone locker angeordneter elastischer Fasern umgeben, die zusammen mit einem Korb dünnwandiger weitlumiger Gefäße eine Abgrenzung darstellt (Abb. 19). Hier liegen ebenso wie zwischen den Lamellencylindern kurze quergebänderte Faserstrukturen (Abb. 23), wie sie von AIYAPPAN und PILLEI (1964) beschrieben worden sind.

Derartige lamellär differenzierte Strukturen sind nicht nur als Nervenendigungsart beim Menschen zu finden. Sie konnten regelmäßig in den kleinen rundlichen Papillae filiformes der Zungenspitze von *Myocastor coypus* (Nutria) gefunden werden. Bei *Rattus norvegicus albino* WISTAR (Ratte) stellt ihr Vorkommen aber eine Seltenheit dar. Hier herrschen wesentlich einfachere, undifferenziertere Endigungen vor.

Gering differenzierte Körperchen. Neben dem einfachen Endknäuel und dem lamellär differenzierten Körperchen werden häufig Endigungen beobachtet, die Merkmale beider obengenannten Formen aufweisen. Meist bietet sich in der Übersicht das Bild der einfachen Endknäuel und erst bei stärkerer Vergrößerung lassen sich in unterschiedlichem Ausmaß lamellär differenzierte Formationen zwischen den „freien" Endigungen erkennen.

Meissnersche Körperchen. Bei der Durchmusterung von Schnittserien wurden gelegentlich Endigungen gefunden, deren Organisation der der Meissnerschen Körperchen ähnelt (Abb. 25, 26).

Im Gegensatz zu den größeren Meissnerschen Endkörperchen der Zungenunterseite haben sie keine deutliche Kapsel, sondern sind wie die anderen sensiblen Endorgane in den Papillae filiformes auch durch elastische Fasern und einen Gefäßkranz abgegrenzt.

Der elektronenmikroskopische Befund (Abb. 26) entspricht dem von CAUNA und Ross (1960), die eine genaue feinstrukturelle Untersuchung dieser Körperchen in der menschlichen Fingerbeere veröffentlichten.

ad γ): *Epitheliale Nervenendigung.*

Subepithelial. Epithelnahe Nervenfasern gehen sowohl aus den lamellär differenzierten Körperchen als auch aus den buschartig verzweigten einfachen Endigungen hervor (Abb. 27). Besonders bei den letzteren erstrecken sich die Endausläufer in einem breiten Areal unter dem Epithel des Kraterbodens.

Voller Mitochondrien — und zwar nicht nur peripher, sondern dichtgepackt im gesamten Axoplasma — liegen die Neuriten direkt unter, zuweilen sogar an den basalen Epithelzellen (Abb. 28, 29). In keinem Fall wurden völlig freie Axone gesehen; immer sind sie mit den Plasmaausläufern der Schwannschen Zelle assoziiert. Nur der dem Epithel anliegende Pol des Axons ist unbedeckt. Zwischen ihm und dem Epithel befindet sich noch eine Basalmembran (Abb. 29).

In der Regel sind diese Axone aber durch einen Strang basalmembranähnlichen Materials mit der subepidermalen Basalmembran verbunden (Abb. 20, 29).

Diese epithelnahen Nervenanteile sind voller Vesikel, die eine auffallende Ähnlichkeit mit den Bläschen zentraler und peripherer Synapsen besitzen. Die bislang zentral im Axon verlaufenden Neurofilamente vermißt man hier ebenso wie in den Neuritenkolben der Endkörperchen.

Wie schon bei der Beschreibung der Epithelverhältnisse erwähnt, zeichnen sich die Zellen am Kraterboden direkt über dem Nervenendorgan im Vergleich zum übrigen Epithel durch einige Besonderheiten aus:

Sie bilden ein Beet heller, langgestreckter oft spindliger Zellen. Der längsovale Kern weist tiefe Plasmaeinstülpungen auf, der intercelluläre Kontakt erfolgt hauptsächlich über Mikrovilli (Abb. 8, 29).

Zusätzlich findet man in den Zellen, unter denen epithelnahe Endigungen gesehen werden, eigenartige Cytoplasmaaggregate, die sich aus elektronendichten spezifischen Granula oder Vesikeln zusammensetzen.

Auch die zottenartigen Ausläufer der Schwannschen Zelle können mit den epithelialen Wurzelfüßchen in engen Membrankontakt treten. In einem Fall liegt keine Basalmembran mehr zwischen den beiden Zellausläufern, sondern die des Epithels geht kontinuierlich in die Basalmembran des Lemnocyten über (Abb. 20).

Intraepithelial. In Semidünnschnitten wird in zwei Drittel aller Fälle beobachtet, daß aus dem sensiblen Endapparat Strukturen in die unteren Schichten des Epithels hineinziehen (Abb. 27). Im Elektronenmikroskop sind rundliche Anschnitte solcher Strukturen gefunden worden (Abb. 29).

Sie liegen nicht inter-, sondern intracellulär. Sie besitzen eine deutlich erkennbare Membran. Ihr Inhalt ist aber derartig diffus, daß von der Feinstruktur her eine Identifizierung als Neuriten nicht vorgenommen werden kann.

Ein ähnliches Bild wie bei diesen intraepithelialen Strukturen kann man zwischen den locker angeordneten subepithelialen Nervenfasern beobachten (Abb. 29). Dann sind sie z. T. von Basalmembran und Schwannscher Zelle umhüllt.

In diesem Zusammenhang sei darauf verwiesen, daß es sich um Leichenmaterial handelt, bei dem sich gegenüber frischen Perfusionspräparaten der schlechtere Er-

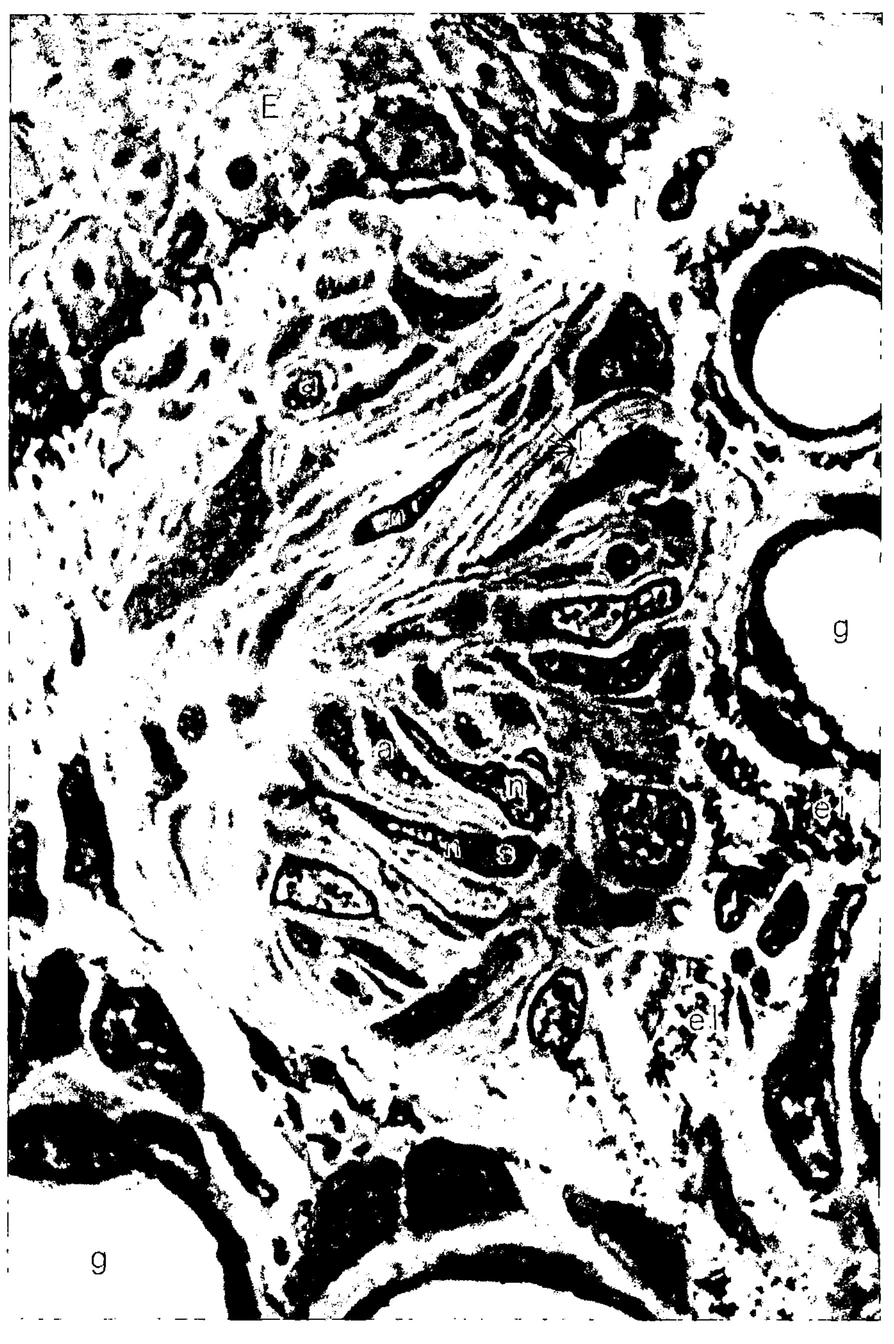

Abb. 25. Meissnersches Körperchen, Papilla filifomis, Zungenspitze, Mensch. Die Abgrenzung erfolgt durch einen Kranz von Gefäßen und durch elastische Fasern (*el*). Die Lamellen der Schwannschen Zellen (*s*) sind vorwiegend plan übereinander angeordnet. Am unteren und oberen Pol des Körperchens sind auch konzentrische Lamellenfiguren zu erkennen. Bezeichnungen wie in Abb. 20. 1800fach

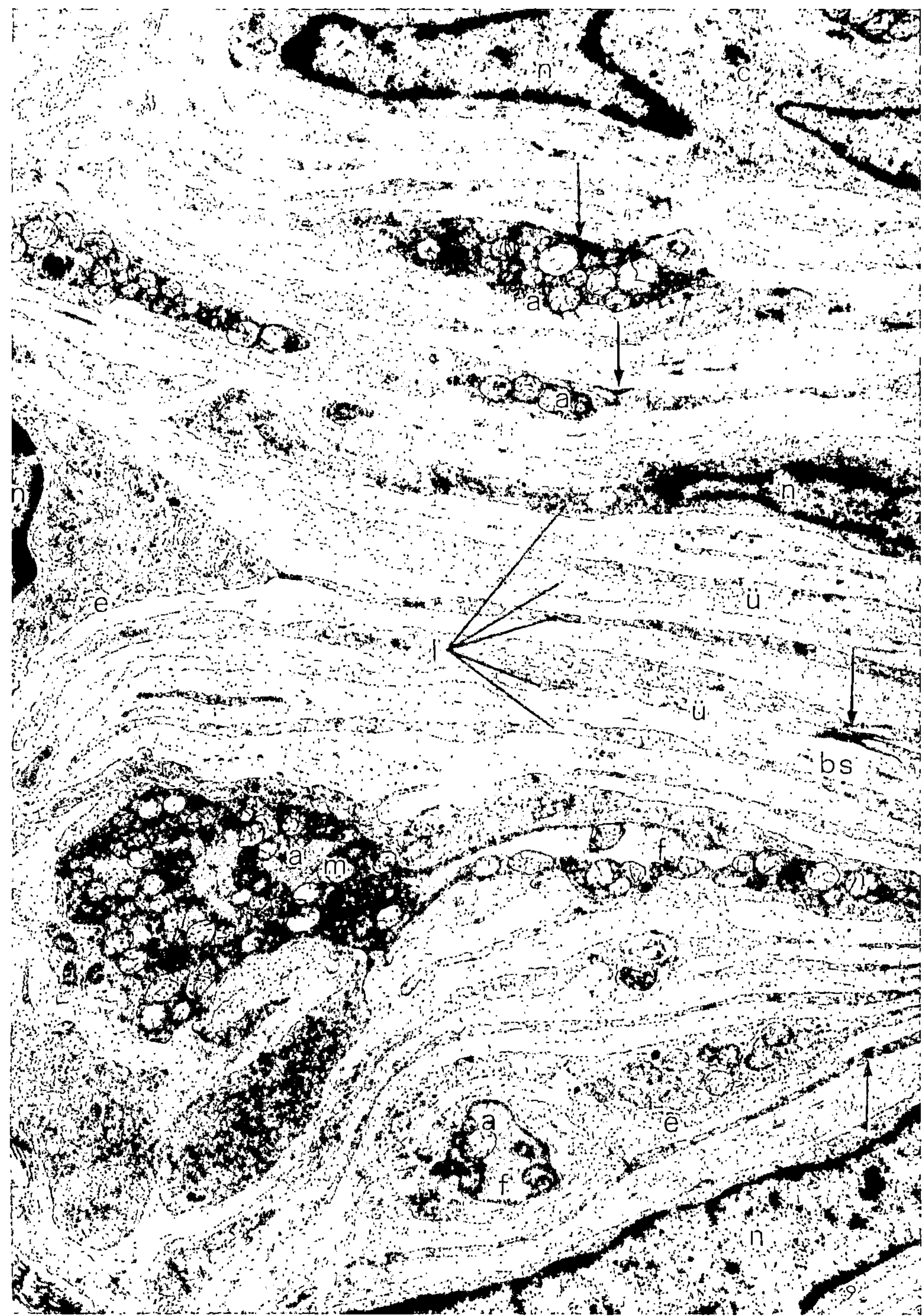

Abb. 26. Meissnersches Körperchen, Papilla filiformis, Mensch (vgl. Abb. 25). Beachte die wechselnde, unregelmäßige Kontur des Axons. Die Lamellen des Schwannschen Cytoplasma sind z. T. sehr zart und untereinander von einem breiteren Bindegewebsraum getrennt als es bei dem lamellär differenzierten Körperchen der Fall ist. c Zentriol; e Ergastoplasma. Bezeichnungen wie in Abb. 20.
7200fach

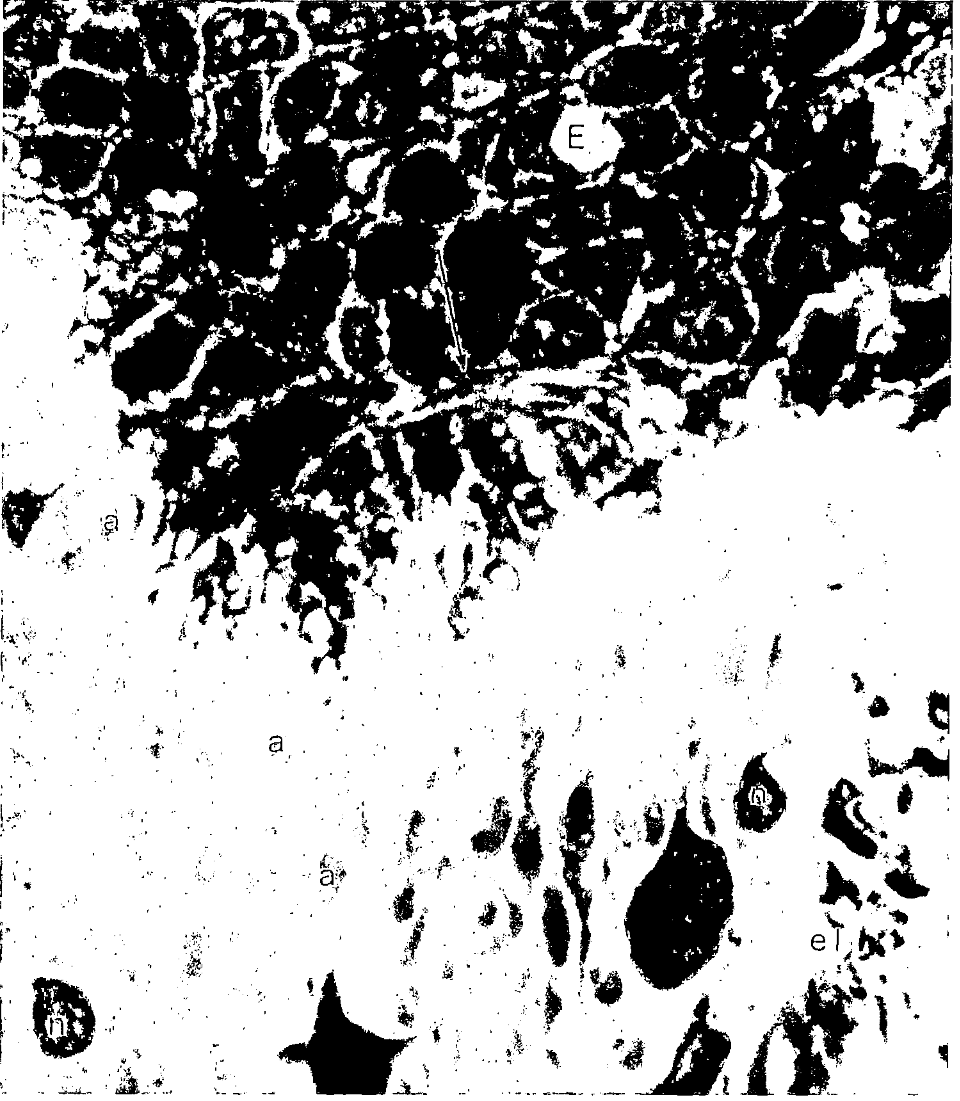

Abb. 27. Epitheliale Nervenfasern, Papilla filiformis, Mensch. Subepitheliale Axone (*a*) und intraepitheliale Strukturen (Pfeil). *E* Epithel; *el* elastische Fasern; *n* Kern der Schwannschen Zelle. Methode wie in Abb. 4. 2700fach

haltungszustand in der Feinstruktur offenbart. Auffällige Kriterien sind die teilweise geplatzten Mitochondrien und die Myelinfiguren im Axon. Insgesamt liegt an vergleichend untersuchtem Tiermaterial eine deutlichere Zeichnung der Membranen und Zellpartikel vor.

Zweifellos ist es manchmal berechtigt, Artefakte zu vermuten. So muß man sich, wie im Fall der intraepithelialen Strukturen, mit ihrer Beschreibung und der Darlegung ihres fast gesetzmäßigen Vorkommens über aufgetriebenen dicht mit Mitochondrien gefüllten Neuritenkolben begnügen.

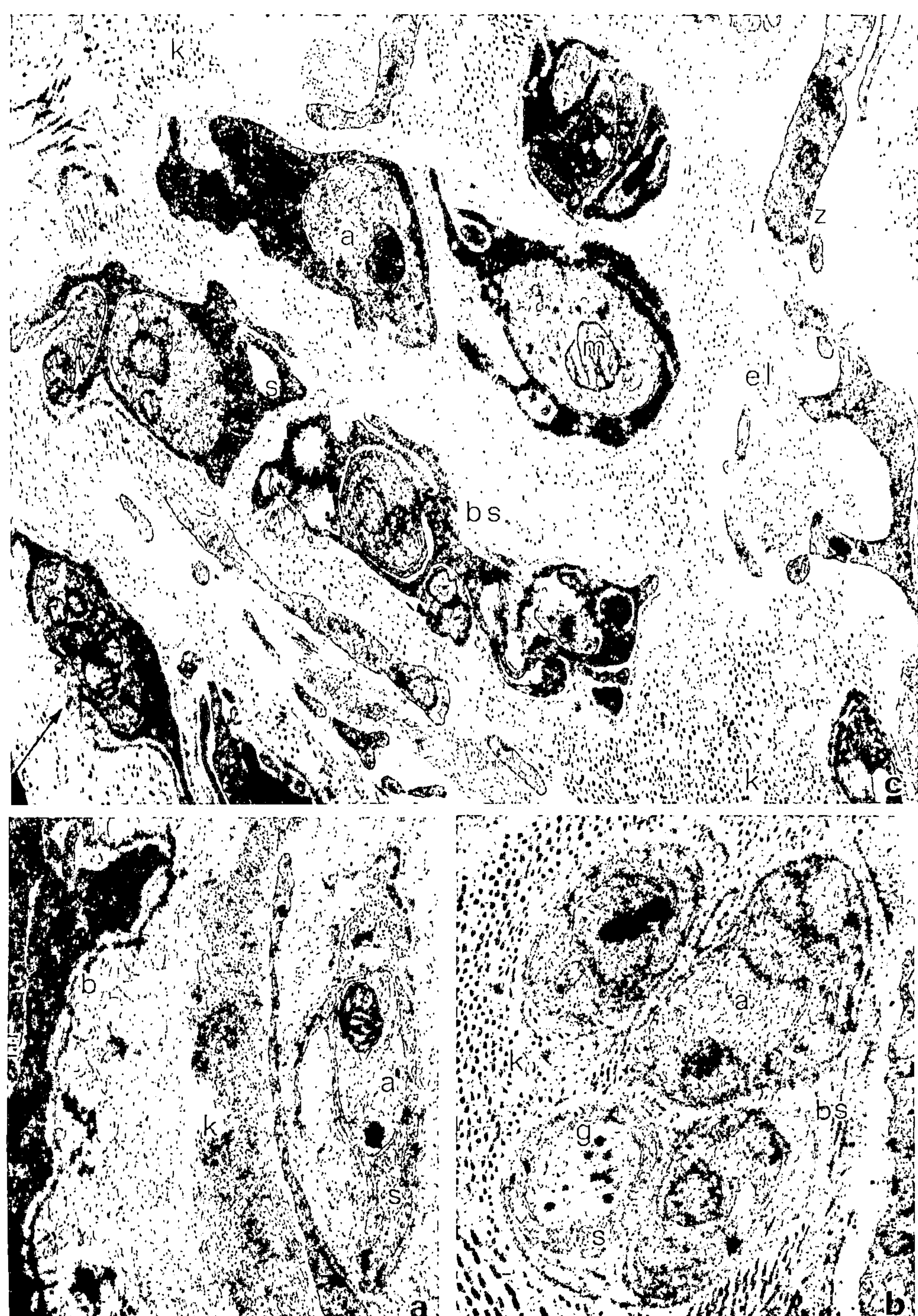

Abb. 28a—c. Freie Nervenfasern, Papilla filiformis, Mensch. a Subepithelial und b und c im Bindegewebe. Die Relation Axon (*a*) — Schwannsche Zelle (*S*) ist stark zugunsten ersterer verschoben. Beachte die Netzfiguren der Basalmembran (in b). *z* Plasmaausläufer einer Bindegewebszelle; *g* Granula (Katecholamingranula ?); *el* elastische Fasern. Pfeil: axoplasmatische Basalmembran. Bezeichnungen wie in Abb. 20. 14400 fach

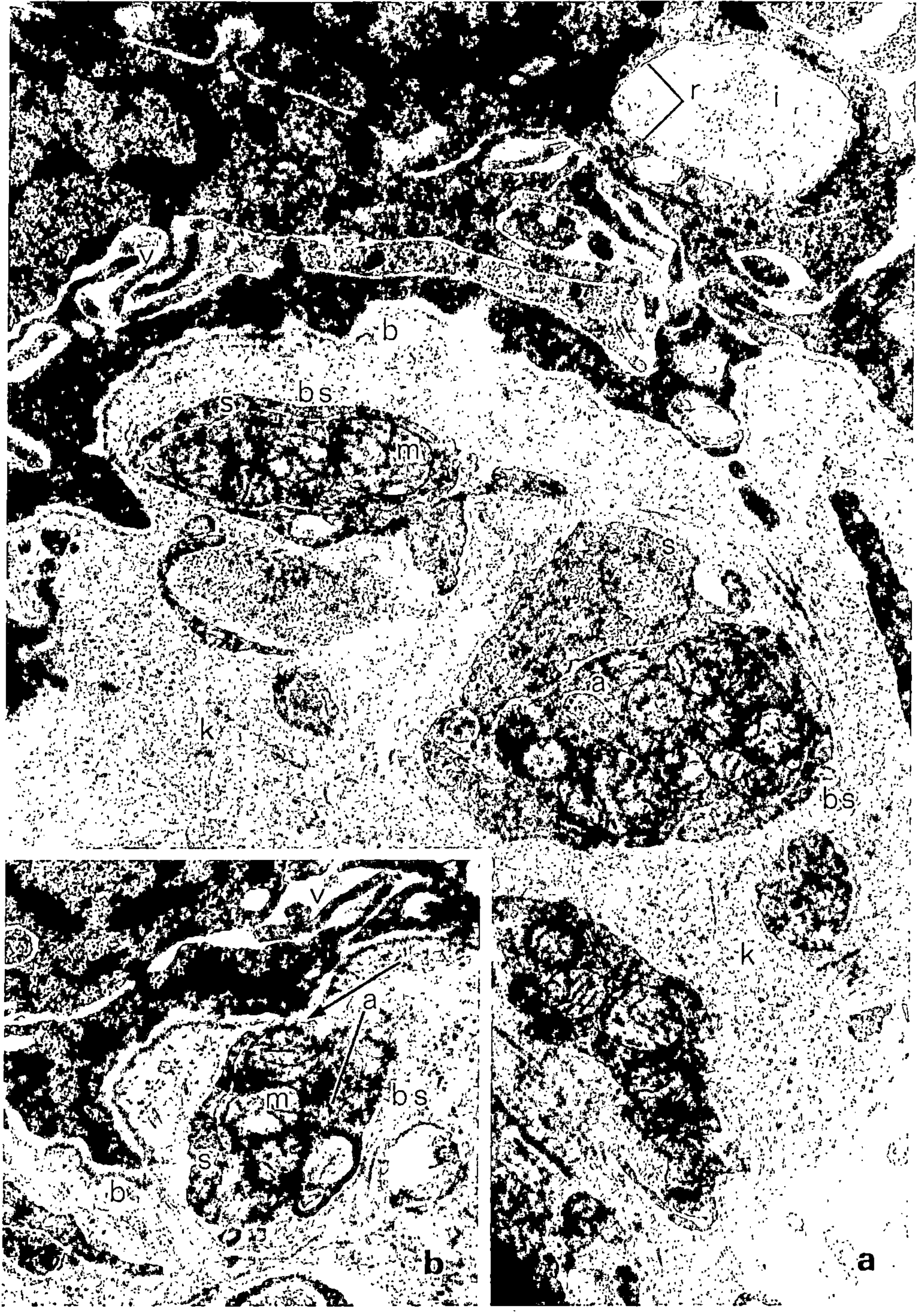

Abb. 29a u. b. Epitheliale Nervenfasern, Papilla filiformis, Mensch. a Subepitheliale Axone, dicht gefüllt mit Mitochondrien. Ein Axon reicht ans Epithel heran; die Basalmembran geht in die des Epithels über. *v* Mikrovilli im Intercellularraum. Beachte das Fehlen von Desmosomen. *i* intraepitheliale Struktur, intracellulär, mit einer deutlichen Membranbegrenzung (*r*); *S* Plasma der Schwannschen Zelle. 14400fach. b Subepitheliales Axon, der Basalmembran des Epithels direkt anliegend (Pfeil). Receptorgebiet? Bezeichnungen wie in Abb. 20. 14400fach

c) Verteilung der verschiedenen Endigungsarten

Die Durchmusterung horizontaler Schnittserien ergab, daß in jeder Papilla filiformis eine der unter b) beschriebenen Form der Nervenendigung vertreten ist, wobei sich jedoch deutlich regionale Unterschiede aufzeigen lassen (Tabelle 1):

Tabelle. *Regionale Verteilung der Nervenendigungsarten*

Region	Art der zentralen Nervenendigung (Kraterboden)					Endigung der Nebenäste		
	Zahl der Papillae filiformes	lamellär diff. Körperchen	einfaches Endknäuel	gering diff. Körperchen	andere Körperchen	frei im Bindegewebe	in Sekundärpapillen	intraep. Nervenfasern ?
Spitze	33	32	—	—	1 (ähnlich den Meissnerschen Körperchen	in allen 33 Fällen	17, davon 1mal in 2 Sek pap., 1mal in 3 Sek pap.,	20
Mitte	18	1	6	10	1 s. o.	— s. o.	7	14

Im Bereich der Zungenspitze bildeten die lamellär differenzierten Körperchen in 32 von 33 untersuchten Fällen die Hauptendigungsart, während in einer Fadenpapille ein dem Meissnerschen Körperchen ähnliches Endorgan gefunden wurde.

In der Zungenmitte dagegen enthielt unter 18 Papillen nur eine ein typisches lamellär differenziertes Körperchen, die anderen 17 zeigten eine buschartige Aufzweigung freier Nervenendigungen (einfaches Nervenendknäuel). Allerdings wurden in 10 Fällen zusätzlich vereinzelte Neuriten gefunden, die von flachen Plasmaausläufern der Begleitzellen umwickelt waren (gering differenziertes Körperchen).

Im hinteren Drittel der Zunge, in der Gegend der Papillae vallatae, fand sich wiederum in jeder Papilla filiformis eine lamellär differenzierte Endigung, doch ist hier der Befund nicht systematisch erhoben worden.

Die Endigungsart der Nebenäste zeigte keine auffallenden regionalen Unterschiede.

IV. Diskussion

A. Bemerkungen zum Mitoseindex des Epithels

Der errechnete Mitoseindex des Epithels der Papilla filiformis von 2,24 ist etwa um das 20fache höher als der, den MEYER, MARWAH und WEINMANN (1956) für die menschliche Gingiva angeben. Diese Differenz kann z. T. durch die größere mechanische Abnutzung des Zungenepithels und der damit beschleunigten Proliferation bedingt sein. Allerdings stand mir nicht wie den obengeannten Autoren Biopsiematerial zur Verfügung.

Weiterhin sind bei allen Mitoseauszählungen tagesrhythmisch bedingte Unterschiede zu berücksichtigen. PILGRIM, LENNARTZ, WEGNER, HOLLWEG und MAURER (1965) fanden im Zungenepithel der Maus z. B. eine Mitoserate mit tageszeitlichen

Schwankungen von 0,5—3, mit einem Maximum bei 6 Uhr. Das hier untersuchte Material stammt von einem 30jährigen Mann, der um 2 Uhr starb.

Über die Aktivität des Epithels kann aufgrund des vorliegenden Materials keine verbindliche Aussage gemacht werden, da Faktoren, wie Generationscyclus, Dauer der einzelnen Mitosephasen, hemmende und fördernde Einflüsse und tageszeitliche Schwankungen u. a. gerade beim Menschen wenig bekannt sind.

Aus der Verteilung der Mitosefiguren auf die gesamte Epithelpapille ergibt sich, daß deren Regeneration von 2 Arealen her erfolgt: einmal vom Fuß und Seitenrand des Kraters und zum anderen aus der Mulde des Kraterbodens (Abb. 10). So schiebt sich das Epithel vom inneren und äußeren Kraterrand zu den Sekundärpapillen hoch, an deren oberen Anteil schließlich keine Mitosen mehr in den basalen Schichten gefunden werden.

B. Problem der Melanocyten und Langerhansschen Zellen

An Hand von Semidünnschnitten konnten Dendritenzellen ohne spezifische Darstellungmethoden untersucht werden. Sie imponieren als „helle verzweigte Zellen" zwischen den Epithelzellen. [Dieser Name wurde von Masson (1948) und Billingham (1948) für jenen Melanocytentyp geprägt, der wegen seiner eingeschränkten Fähigkeit zur Melanogenese die kaukasische Haut im Vergleich mit der Farbigenhaut — Neger und Indianer — hell erscheinen läßt.]

Während über die Natur der Melanocyten im allgemeinen Einigkeit herrscht, erörtert man über Genese und Funktion der Langerhansschen Zellen 2 Haupttheorien: Die eine schreibt den Langerhansschen Zellen neurohumorale Funktionen als letzte Ausläufer des vegetativ-sympathischen Nervensystems zu (Horstmann, 1957; Lassmann, 1966; Hagen, 1968), bei der anderen gelten sie als erschöpfte oder gar „tote" Melanocyten (Masson, 1948; Billingham u. Medawar, 1953).

Hagen (1968) beschreibt einen engen Membrankontakt zwischen vegetativen Nervenfasern und pigmenthaltigen Zellen; aus dem vorliegenden Material konnten keine Hinweise auf eine neurohumorale Funktion von Dendritenzellen gewonnen werden.

Aufgrund der morphologischen Befunde an Ultradünnschnitten erscheint es mir unwahrscheinlich, daß die suprabasal liegenden Zellen in ihrer Aktivität vermindert seien oder gar kurz vor dem Zelltod ständen (Abb. 13, 15).

Breathnach (1963) stellt über die Beziehung zwischen Melanocyten und Langerhansschen Zellen darüberhinaus folgende Hypothese auf: Die beiden postmitotischen Tochterzellen eines Melanocyten zeigen die Struktur von Langerhansschen Zellen. Eine wandert sofort in die suprabasalen Epithelschichten und betreibt unter normalen Bedingungen keine Melaninsynthese; die andere bleibt im Stratum basale liegen, reift alsbald zu einem pigmentproduzierenden Melanocyten heran, um sich nach einer gewissen Zeit wiederum in 2 Zelltypen primär gleicher Potenz aber sekundär unterschiedlicher Funktion zu teilen.

Nach den vorliegenden Untersuchungen weisen mehrere Faktoren auf die Wahrscheinlichkeit dieser Hypothese hin:

1. In beiden Zellarten sind sowohl die für Melanocyten charakteristischen Melanosomen (Clark u. Hibbs, 1958; Odland, 1958; Drochmans, 1960; Bir-

BECK, 1962; BREATHNACH, 1966) als auch die spezifischen Langerhans-Zellgranula (ZELIKSON, 1963; WOLFF, 1967) zu beobachten (Abb. 14, 15).

2. Im zahlenmäßigen Verhältnis von Melanocyten zu Langerhansschen Zellen zeichnet sich im Epithel eine gewisse Gesetzmäßigkeit ab, und zwar 3:1.

3. In der Telophase steht die beide Tochterzellen verbindende Längsachse der Teilungsfigur senkrecht zur Bindegewebs-Epithelgrenze, so daß postmitotisch eine Zelle von vornherein suprabasal zu liegen kommt.

Bezüglich der mitotischen Teilung der Melanocyten sei auf die Arbeiten von MASSON (1948) und PINKUS (1949) verwiesen. Erstaunlicherweise betonen beide Autoren, wie schwierig es sei, derartige Teilungsfiguren zu finden. Nach PINKUS behalten die Zellen im Verlauf der Teilung ihre dendritische Struktur, während sie nach BILLINGHAM und SILVERS (1960) ihre Fortsätze einziehen. Meine Beobachtungen ergaben, daß Mitosen häufig beobachtet werden können und daß sich der Zelleib oft bis zur Kugelgestalt abrundet und die Zahl der dentritischen Ausläufer wesentlich geringer wird, d.h. der größte Teil von ihnen eingezogen ist (Abb. 13).

Interessant ist der Befund von Melanocyten, die in verschiedenem Ausmaß zwischen Epithel und Corium liegend beobachtet werden. Es drängt sich der Gedanke auf, es handele sich um Zustandsbilder einer cellulären Wanderung vom Epithel ins Bindegewebe oder umgekehrt (CHARLES u. INGRAM, 1959).

Im Bereich der *Mundschleimhaut* des Menschen wurden in der Gingiva (BARKER, 1967; SQUIER u. WATERHOUSE, 1967; *et al.*) und im Gaumen (LAIDLAW u. CAHN, 1932) Dendritenzellen gefunden. BARKER gibt eine Dichte von einem Melanocyten zu 15 Basalzellen an. Seine Zählung erfaßte jedoch nur die aktiven Melanocyten, d.h. die Zellen, die eine positive Dopa-Reaktion zeigten. Nach meinen eigenen Zählungen sind sie wesentlich häufiger: ein Melanocyt auf 5 Basalzellen.

Im Gegensatz zu der von BILLINGHAM (1949), HORSTMANN (1957) und BARKER (1967) beobachteten Häufung der Melanocyten in der Mulde der Coriumpapillen von Haut und Schleimhaut, zeigt sich entlang den Papillae filiformes in dem von mir untersuchten Material eine relativ gleichmäßige Verteilung.

Primäres Zungenmelanom. Mit dem Vorkommen von Melanocyten im Zungenepithel stellt sich für den Kliniker die Frage nach möglichen malignen Entartungen dieses Zellsystems. Solche Tumoren stellen im Zungenepithel interessanterweise eine Ausnahme dar: Insgesamt sind bis jetzt nur *fünf* Fälle primärer Zungenmelanome beschrieben worden (MOORE u. MARTIN, 1955; AMORETTI u. OREGGIA, 1962; GUERRIER u. ORIOL, 1964; KOPEC, 1966; CATLIN, 1967). Nach GUERRIER u. ORIOL lokalisieren sich von allen primären Melanomen 3,2% der Fälle im Hals-Nasen-Ohrengebiet. Hiervon steht wiederum die Mundhöhle — und zwar überwiegend der Oberkiefer — nach der Nasenhöhle an zweiter Stelle. (Die Zahlenangaben stimmen mit denen anderer Autoren bis auf geringe Abweichungen überein.)

Welche Faktoren sind für die Ätiologie und Genese dieses Tumors ausschlaggebend, daß trotz ähnlicher anatomisch-histologischer Ausgangsbasis die Zunge von der Entwicklung eines Melanoms verschont bleibt, während der harte Gaumen relativ häufig befallen ist?

C. Gefäßarchitektur — Vergleich mit den Ergebnissen der Hundezunge

Über die Gefäßarchitektur der Papilla filiformis des Menschen ist noch nichts bekannt. Ihre Rekonstruktion zeigt eine derartige Vielfalt von Gefäßschlingen, daß die Gesamtheit mit einer Zeichnung kaum wiedergegeben werden kann, Das Prinzip der Gefäßversorgung wurde an einem vereinfachten Schema dargestellt (Abb. 7). Interessant ist dabei der Vergleich mit den an Hand von Injektionspräparaten erhobenen Befunden an der Hundezunge von G. DABELOW (1951).

Während in dem von mir untersuchten Material die beiden zu- und abführenden Gefäße im Zentrum der Papille hochziehen und sich verzweigen, liegen sie beim Hund getrennt: die Vene an der pharyngealen hohen Kraterwand, die Arteriole mehr zentral.

Die jede Sekundärpapille versorgenden Capillarschlingen sind nach DABELOW an ihrer Basis durch Kurzschlüsse strickleiterartig miteinander verbunden, ein Befund, der in der menschlichen Papille nicht erhoben werden kann.

Der Kaliberunterschied zwischen arteriellem und venösem Capillarschenkel (Abb. 5, 7) ist wohl funktionsbedingten Schwankungen unterworfen. Wahrscheinlich wirkt sich der durch den basalen Engpaß bedingte Rückstau bei einem Druck auf die Zungenoberfläche bis in den venösen Capillaranteil aus.

Während das arterielle Gefäß noch im oberen Anteil der Primärpapille eine relativ dicke Wandung mit vereinzelten glatten Muskelzellen aufweist, besitzt die zentrale sinuöse Vene einen capillären Wandbau. Diese Tatsache dürfte bei vermehrter Blutzufuhr oder erschwertem Abfluß für eine Stauung von Bedeutung sein.

Sowohl DABELOW (1951) als auch BROWN (1937), PRICHARD u. DANIEL (1953) fanden beim Hund an der Basis der Fadenpapillen arteriovenöse Anastomosen mit typischem Epitheloidzellpolster und fehlender Elastica interna. Ihnen wird eine Bedeutung für den Temperaturausgleich beim Hecheln des Tieres zugeschrieben. Zudem wird nach Ansicht der genannten Autoren vermutet, daß eine entsprechende Zirkulationsregulierung im Sinne einer vasosensorialen Funktionseinheit eine Sensibilitätssteigerung ermöglicht.

Wie oben angeführt, ist beim Menschen eine vermehrte Blutfülle der Fadenpapillen vor allem auf passivem Wege denkbar. Ein spezifischer Regulationsmechanismus konnte nicht gefunden werden. Weder Glomus- noch Brückenanastomosen sind zu beobachten. Zwar vermutet MÄRK (1941) in den Mediazellen oberflächennaher Arterien eine besondere Drosselfunktion — er interpretiert die in seinen Abbildungen gezeigten glatten Muskelzellen als epitheloid modifiziert — doch konnte auch er keine Kurzschlüsse finden.

D. Besprechung des Innervationsmodus

1. Freie Nervenfasern im Bindegewebe

Bei den markarmen Nervenfasern, die in der Primärpapille abzweigen, handelt es sich wohl teilweise um vegetative Endäste. Der von BOEKE (1926) beschriebene subepitheliale Terminalplexus kann nur an einigen Stellen vermutet werden, denn nach HAGEN (1968) ist eine Unterscheidung zwischen den letzten Ausläufern vegetativer und sensibler Nerven im Elektronenmikroskop noch nicht möglich.

Die von HAGEN gezeigten vegetativen Nervenfasern waren multipel in einer Schwannschen Zelle invaginiert, ein Bild, das nur ausnahmsweise in dem vorliegenden Material gesehen wurde, und dann vornehmlich in der Mitte der Primärpapille. Zumeist handelt es sich um ein Axon, eingebettet in einem Schwannschen Zellausläufer (Abb. 29), von dem aufgrund von Serienschnitten vermutet werden kann, daß hier ein Ausläufer freier sensibler Nervenfasern vorliegt.

2. Epitheliale Nervenfasern

Über das Vorkommen intraepithelialer Nervenfasern in den Papillae filiformes bestehen unterschiedliche Ansichten. Zumeist basieren sie auf lichtmikroskopischen Untersuchungen, so daß ein Vergleich wegen der Vielzahl und unterschiedlichen Spezifität der Methoden kaum möglich ist.

Während MERY (1963) häufig, CLYDE *et al.* (1965) dagegen nur selten Nervenfasern bis tief ins Epithel verfolgen können, schließt NAKAI (1960) das Vorkommen derartiger Endigungen völlig aus. Als Erklärung für ihr Fehlen vertritt SETO (1963) die Auffassung, daß generell intraepitheliale Fasern nur in nicht verhornendem Epithel anzutreffen seien. Er fand sie bei menschlichen Feten, deren noch unentwickelte Papillae filiformes nicht verhornt sind; doch sollen diese Nervenfasern mit beginnender Verhornung degenerieren, so daß die ausnahmsweise beim Erwachsenen im Epithel gefundenen Endigungen als rudimentäre Relikte anzusehen sind. ORTMANN (1954) konnte mit der Bodian-Versilberung keine intraepithelialen Nervenfasern in den Papillen des Zungenrückens darstellen, obwohl mit derselben Methode am Nasenspiegel der Katze z.B. deutlich imprägnierte Fasern im Epithel zu beobachten waren.

Bei Anwendung der Imprägnationsmethode nach PALMGREN sind weder im Epithel des Zungenrückens noch der -unterseite mit Sicherheit Nerven zu identifizieren, allerdings könnte in beiden Abschnitten gelegentlich der Verdacht eines zwischen den Basalzellen verlaufenden Axons erhoben werden.

Eine eindeutige Lösung dieser Frage scheint nur *elektronenmikroskopisch* möglich zu sein. In Semidünnschnittserien konnten in etwa der Hälfte aller Fälle aus dem Endknäuel abgehende relativ homogene faserähnliche Strukturen bis in die basalen und angrenzenden suprabasalen Zellagen des Epithels verfolgt werden (Tabelle; Abb. 27). Das fast vollständige Fehlen von Zellorganellen (Abb. 29) spricht möglicherweise für die Annahme intraepithelialer Nervenfasern, denn auf den bislang einzigen elektronenmikroskopischen Bildern markloser Neuriten im Epithel[8] (MUNGER, 1965) sind wenig bzw. gar keine Binnenstrukturen zu erkennen.

Ähnlich strukturarm sehen z.T. die Befunde anderer Autoren von epithelnahen Nerven der menschlichen Epidermis aus (HAGEN, 1967 und 1968), wobei sich der Neurit unter direktem Membrankontakt an die Unterseite der Basalzellen anschmiegt oder eine netzige Verbindung zwischen der Basalmembran des Epithels und der der Nervenfaser besteht (ORFANOS, 1965).

Im allgemeinen ist aber das Axoplasma epithelnaher Nerven dicht mit Mitochondrien und Vesikeln gefüllt, von denen angenommen wird, daß sie der synaptischen Vesikulation an anderen bekannten „aktiven Stellen" entsprechen (HAGEN u. ORFANOS) (Abb. 20).

---

8. Hierbei wird der Merkelsche Zell-Neurit-Komplex nicht berücksichtigt.

HAGEN (1968) beschreibt beim Affen Axone, deren Axolemm nur wenige Angström von der Cytomembran der Epithelzellen getrennt ist, so daß ein Kontakt ohne dazwischenliegende Basalmembran besteht. Bislang war es mir leider nicht möglich, diesen Befund am vorliegenden menschlichen Material zu bestätigen.

Bei den spezifischen Granula im Plasma der korrespondierenden Epithelzellen soll es sich nach HAGEN z. T. um Katecholamingranula handeln. Die Autorin interpretiert den Komplex Neurit-Epithelzelle als Neuroeffektor-Gebiet.

Nach dieser Hypothese wären die Basalzellen in einem umschriebenen Areal am Kraterboden (das „Epithelbeet" von NEUFFER) bei entsprechender (mechanischer ?) Reizeinwirkung zur Erregungsbildung und -übertragung befähigt.

Die morphologischen Besonderheiten der *Epithelzellen* am Kraterboden wurde u. a. von NEUFFER (1925) und ORTMANN (1954) betont. Ihre Feinstruktur mit dem helleren Cytoplasma, den tiefen Einstülpungen des Kerns und der geringen Zahl von Desmosomen (Abb. 8) weist Parallelen zu den Merkelschen Tastzellen auf, wie sie von ANDRES (1966), MUNGER (1965) und PATRIZI u. MUNGER (1966) bei Säugetieren beschrieben wurden.

MERKEL (1875) fand derartige Zellen und die dazugehörigen marklosen Nervenfasern in den Zungenpapillen von Schwimmvögeln und an anderen Epidermisabschnitten, wie z.B. beim Menschen in der Unterschenkelhaut. SMITH (1968) bringt den elektronenmikroskopischen Nachweis von Merkelschen Zellen in den Haarscheiben der menschlichen Bauchhaut.

Daß die von mir beschriebenen Zelltypen und die Merkelschen Zellen nicht mit Melanocyten oder Langerhansschen Zellen verwechselt werden können, geht aus den Abbildungen eindeutig hervor (Abb. 12—15).

3. Differenziertes Endorgan

Von der Vielzahl sensibler Nervenendkörperchen sind die Meissnerschen — und Vater Pacinischen — Körperchen — wohl wegen ihrer Größe, bekannten Lokalisation und ihrer schon lichtoptisch eindeutig definierten Struktur — die ersten, die elektronenmikroskopisch untersucht wurden (CAUNA u. Ross, 1960; PEASE u. QUILLIAM, 1957).

Andere sensible Endigungen zeigen im Lichtmikroskop weniger charakteristische Differenzierung. Bei den gebräuchlichen Nervendarstellungsmethoden sind sie als knäuelartige Strukturen erkennbar. Je nach Lokalisation und vermuteter Funktion laufen sie unter der Bezeichnung Krause-, Kältekörperchen, Haut-Schleimhautkörperchen, Genitalnervenendkörperchen usw.

Über einige dieser Nervenendigungen liegen elektronenmikroskopische Beobachtungen von PATRIZI u. MUNGER (1965) (im Rattenpenis), HAGEN (1968) (unbehaarte Hautareale beim Affen) und MAYR u. SALZER (1967) (im juxtaoralen Organ des Menschen) vor. Sie zeichnen sich ebenso wie die Meissnerschen und Vater Pacinischen Körperchen durch spezifische lamelläre Cytoplasmaumhüllungen der Schwannschen Zelle um das Axon aus.

Bei den sensiblen Endigungen in den Papillae filiformes der menschlichen Zunge handelt es sich lichtmikroskopisch um ein Nervenknäuel (Abb. 17). Dies entspricht den Befunden von MERY u. OBERTI (1963), SETO (1963), NAKAI (1960) und CLYDE *et al.* (1965).

Aufgrund der *peripheren Begrenzung* liegt nach CLYDE *et al.* (1965) in den Fadenpapillen ein „halborganisiertes Nervenendkörperchen" vor. Nach ihrer Definition handelt es sich erst dann um ein „organisiertes" = gekapseltes Terminalelement, wenn eine exakte Umhüllung mittels einer hauptsächlich aus Bindegewebe aufgebauten Kapsel zu erkennen ist.

Diese Definition und Einteilung hat nicht allgemein Gültigkeit. PATRIZI u. MUNGER (1965) z.B. beschreiben ein „gekapseltes" Endorgan im Rattenpenis, dessen periphere Abgrenzung nur angedeutet ist.

Bei den vorliegenden Befunden handelt es sich im Sinne von PATRIZI u. MUNGER um gekapselte sensible Endigungen, nach der Definition von CLYDE *et al.* um halborganisierte. Auf letztere Autoren wird hier Bezug genommen.

Für die einfachen Endknäuel, für die wenig und die lamellär differenzierten Körperchen und die seltenen Meissnerschen Körperchen in den Fadenpapillen erfolgt die periphere Abgrenzung durch Anhäufungen elastischer Fasern und einen Kranz weitlumiger Gefäße (Abb. 16, 18, 19, 25). Die größeren Meissnerschen Körperchen der Zungenunterseite haben dagegen eine wohldefinierte bindegewebige Kapsel.

Die elastischen Elemente, wie z.T. auch die Gefäße, haben möglicherweise die Aufgabe, die durch die Reizeinwirkung entstandene Lage- und Gestaltsveränderung des Endorgans wieder rückgängig zu machen — einerseits durch die Elastizität des Fasernetzes und andererseits durch die Wiederherstellung der normalen Strömungsverhältnisse bei Nachlassen der einwirkenden Kraft.

Interne Stützelemente. Für die Festigkeit im Gefüge der höher differenzierten Endorgane können die kollagenen und z.T. elastischen Fasern zwischen den einzelnen Plasmalamellen verantwortlich gemacht werden (Abb. 20—24, 26). Sie sind vornehmlich parallel zur Längsachse des Neuriten orientiert.

Den breiten quergebänderten Faserstrukturen wird von AIYAPPAN u. PILLAI (1964) und CAUNA u. Ross (1960) auch eine Stützfunktion zugeschrieben (Abb. 23). Sie sollen Modifikationen kollagener Elemente darstellen.

Vor allem kann aber bei den wenig differenzierten Desmosomen eine mechanische Funktion vermutet werden, ähnlich den Kontaktzonen zwischen Epithelzellen. Hierbei scheint auch von Bedeutung, daß Bündel von Neurofilamenten zu diesen Membranverdichtungen hinziehen können (Abb. 21) — ein Befund, der an das Verhalten der Tonofibrillen im Epithel denken läßt.

Wie bei anderen bekannten Nervenendorganen fehlen in dem hier untersuchten Material *Gefäße* als Elemente der *Innenstruktur* eines Körperchens. [In letzter Zeit hat KELLNER (1966) über das Vorkommen eines vascularisierten Endkörperchens berichtet. Dies dürfte aber im Vergleich mit der Vielzahl der bekannten Terminalelemente eine Ausnahme darstellen — jedenfalls in Bezug auf die Sensibilität der äußeren Oberfläche eines Organismus.] Es wird vermutet, daß die zentrale Gefäßfreiheit z.T. in Zusammenhang steht mit der bei Eintritt des Axons in das Endorgan beginnenden Massierung von Mitochondrien.

Die Beobachtung des *Mitochondrienreichtums* im Neuriten, der *Neurofilamente* und der normalerweise als Pinocytosebläschen bezeichneten Vesikel liegt auch für andere Nervenendkörperchen vor (CAUNA u. Ross, 1960; PEASE u. QUILLIAM, 1957, PATRIZI u. MUNGER, 1965).

Die Anordnung dieser Mitochondrien und Neurofilamente ist in dem vorliegenden Material für das einfache, das lamellär differenzierte und das dem Meissnerschen Körperchen ähnliche Endorgan verschieden:

Bei dem einfachen Endknäuel treten die Mitochondrien schon zahlreich auf, wenn das Axon noch seine Markscheide besitzt. Sie sind dann an der Peripherie angeordnet und lassen im Zentrum Platz für Mikrofilamente. Mit beginnender Aufzweigung des nunmehr marklosen Neuriten füllen die Mitochondrien das Axoplasma gänzlich aus. Neurofilamente sind selten oder fehlen ganz (Abb. 18).

Bei dem lamellär differenzierten Körperchen treten die zahlreichen peripher angeordneten Mitochondrien erst nach Verlust der Myelinscheide auf. Zentral liegt das Bündel der Neurofilamente. Erst zum Ende hin — wenn der Neurit kolbig aufgetrieben wird — füllt sich das gesamte Axoplasma mit diesen Zellorganellen, während die Neurofilamente immer spärlicher werden und schließlich völlig fehlen (Abb. 19—24).

Das dem Meissnerschen Körperchen ähnliche Endorgan zeigt z.T. die oben für das lamellär differenzierte Endorgan beschriebene Binnenstruktur des Axons. Auffallend sind aber zwischendurch schmale mitochondrienarme und filamentreiche Abschnitte und breitere Zonen mit wenig Neurofilamenten, doch voller Mitochondrien. Eine bemerkenswerte Veränderung zum Ende des Körperchens konnte in diesem Material nicht festgestellt werden (Abb. 25, 26).

Besonders erwähnt seien auch die *desmosomalen Strukturen*. Sie „verbinden" das Axon mit der Schwannschen Zelle, diese, bzw. die Begleitzellen untereinander und die letzteren mit dem zwischengelagerten Bindegewebe (Abb. 20—24, 26).

AKERT u. PFENNIGER (1967) fanden derartige als „tight junctions" (FARQUHAR u. PALADE, 1963) bezeichnete Strukturen an cerebralen Synapsen, THOMAS (1963) und LIEBERMANN (1968) zwischen den Zellen des Perineuriums. Über ihre Bedeutung ist nichts bekannt.

Synapsen, wie sie im ZNS und peripher — z.B. an motorischen Endplatten (ROBERTSON, 1960) und den Merkelschen Tastscheiben (ANDRES, 1966) beschrieben werden, konnten nicht beobachtet werden: Es lag einerseits nur eine dichte Vesikulation oder andererseits eine Membrankondensation vor.

So bleibt neben der Möglichkeit, daß es noch nicht gelungen ist, deren Kombination im Elektronenmikroskop zu finden, der Gedanke bestehen, daß es sich bei diesem und den von den obengenannten Autoren beschriebenen Endorganen (Meissner und Vater Pacini) um einen anderen Erregungsbildungs- und Übertragungsmodus handeln könnte, der sich im molekularen Bereich abspielt und sich morphologisch möglicherweise in den „Desmosomen" als Übertragungsort manifestiert. STEIGER (1967) diskutiert in diesem Zusammenhang die Möglichkeit einer elektrischen Synapse. (Auf die Hypothese einer rein mechanischen Funktion der Desmosomen wurde schon eingegangen.)

Es kann angenommen werden, daß die *lamellären Begleitzellen* neuroektodermalen Ursprungs sind. CAUNA (1960) und HAGEN (1968) betrachten sie als Modifikation des Schwannschen Zellsystems. Dies wird durch die Identität der Feinstrukturen — Basalmembran, Vesikulation „Desmosomen" — bestätigt.

Der Vergleich mit den Befunden von CAUNA u. ROSS (1960), PEASE u. QUILLIAM (1957) und PATRIZI u. MUNGER (1965) ergibt, daß für umschriebene halborganisierte und organisierte sensible Nervenendigungen — sei es das Vater Pacinische-, das Meissnersche- oder das Haut-Schleimhautkörperchen — ein und dasselbe Bauprinzip gilt: einerseits der verzweigte oder unverzweigte marklose Neurit, dessen Binnenstruktur durch die zahlreichen Mitochondrien und die Neurofilamente bestimmt wird und andererseits die Schwannsche Zelle (modifiziert), deren lamelläre Plasmaausläufer zwischen und um das Axon in den verschiedensten Organisationsformen angeordnet sind[9].

Ein *konzentrisches* Verhalten der Lamellensysteme beobachtet man bei dem oben beschriebenen lamellär differenzierten Terminalelement und dem Vater Pacinischen Körperchen. Bei letzterem bildet jede Cytoplasmalamelle im Querschnitt einen Halbkreis. Die konzentrischen Ringe um das Axon setzen sich aus zwei solchen Halbkreisen zusammen, wobei deren Nahtstellen von innen nach außen immer übereinander zu liegen kommen. Ein derartig strenges Organisationsprinzip kann das lamellär differenzierte Körperchen nicht aufweisen. Die Zahl der Lamellen, die Art, in der sie sich überlappen, aneinanderstoßen und in das System eines benachbarten Neuriten übergehen, zeigt gewisse Variationen (Abb. 21, 23).

Bei den Meissnerschen Körperchen ist das Schwannsche Zellcytoplasma *plattenartig* ausgewalzt und übereinander geschichtet. Zwischen den Platten findet man den mäanderartig verlaufenden Neuriten.

Zwischen diesen beiden Extremen — konzentrische oder plane Anordnung der Zellamellen — liegen *Intermediärformen*: So weist das gering differenzierte Körperchen eine aufgelockerte konzentrische Bauweise auf, z. T. ist der Ring nicht mehr geschlossen. Andererseits beobachtet man bei dem dem Meissnerschen Körperchen ähnlichen Endorgan, daß die Zellplatten nicht einheitlich streng übereinander geschichtet sind (Abb. 25, 26).

Betrachtet man die unterschiedlichen Organisationsformen der Begleitzellen bei den differenzierten Körperchen, so drängt sich der Gedanke einer funktionellen Bedeutung, möglicherweise in Richtung einer Reizverstärkung, auf. SETO (1963) z.B. nimmt eine sekretorische Leistung dieser modifizierten Schwannschen Zellen an, wodurch es letztendlich erst zur Erregungsbildung im Axon kommen soll.

Interessant ist in weiterem Zusammenhang, daß zwischen der Organisation der lamellär differenzierten Körperchen und dem Aufbau des Perineuriums peripherer Nerven eine auffallende Ähnlichkeit besteht. Auch letzteres setzt sich aus konzentrisch angeordneten lamellären Zellen zusammen, die jeweils von einer Basalmembran umgeben sind und einen festen intercellulären Kontakt durch „tight junctions" aufweisen. Zwischen ihnen verlaufen längs ausgerichtete Fasern, vor allem kollagener Natur (SHANTHAVEERAPPA u. BOURNE, 1962; THOMAS, 1963; LIEBERMANN, 1968). Auch die perineuralen Zellen sollen neuroektodermalen Ursprungs sein, und zwar Fortsetzungen der Leptomeningen.

Der von ANDRES (1968) angegebene geringe feinstrukturelle Unterschied zwischen den Plasmalamellen eines sensiblen Endorganes (modifizierte Schwannsche Zellen) und denen der Perineuralscheide konnte am vorliegenden menschlichen Material nicht beobachtet werden.

---

9. Die hier gebrauchte Bezeichnung „lamellär differenziertes Körperchen" könnte also grundsätzlich auch auf die beiden anderen genannten Endorgane angewandt werden.

E. Papilla filiformis als Tastsinnesorgan

Die Frage nach dem morphologischen Substrat spezifischer Reizqualitäten wird immer noch diskutiert, d.h. die Frage, ob es für die Temperatur-, die Schmerzempfindung usw. streng voneinander getrennte Receptoren, wie z.B. das Krausesche „Kälte"-Körperchen, gibt. Ich möchte aber annehmen, daß die Nervenendknäuel und -körperchen Mechanoreceptoren darstellen. Die Untersuchungen von REIN (1925) und STRUGHOLD (1925) über die Topographie der Temperaturpunkte der Zunge deuten darauf hin, daß deren Receptoren vor allem in den Papillae fungiformes und conicae zu suchen sind.

Auch die Tatsache, daß die hochdifferenzierten Endkörperchen (Lamellenkörperchen) hauptsächlich in der Zungenspitze vorkommen (Tabelle), also dort, wo auch das Tastempfinden seine höchste Entfaltung findet (VON SKRAMLIK, 1956; BICHLMAYR, 1932), spricht für deren Funktion als Tastsinnesorgan. In der Zungenmitte, deren Sensibilität gegenüber der Spitze vermindert ist, beobachtet man gering differenzierte Endorgane und einfache Endknäuel. So scheint auch die Ultrastruktur — insbesondere des Neuriten — und das Verhalten der Schwannschen Zellen für die Intensität der Wahrnehmung von Bedeutung zu sein.

Die Nervenendigungen mit ihren feinstrukturellen charakteristischen Besonderheiten können aber nicht ausschließlich für die hohe Sensibilität der Zunge verantwortlich gemacht werden, die wie eine Lupe eine Vergrößerung des vom Auge geprägten Bewertungsmaßstabes bewirkt. [VON SKRAMLIK (1956) ermittelte aufgrund haptisch-optischer Vergleichsuntersuchungen einen linearen Vergrößerungsfaktor von 1,6.]

Zur Erklärung dieser Tatsache gehört ebenso die Oberflächenstruktur und Morphologie der Papilla filiformis (Abb. 1, 2), der Gefäßkomplex (Abb. 6, 7) und die Binnenmuskulatur der Zunge. Alle diese Faktoren zusammen führen zu einer Reizverstärkung bzw. Empfindsamkeitssteigerung. (Dabei wird als Receptor allein das sensible Endkörperchen betrachtet und die vereinzelt in einer Sekundärpapille bzw. unter und im Epithel verlaufenden Nervenfasern nicht berücksichtigt.)

Schon eine schwache Reizeinwirkung führt zu einer Richtungsänderung der Hornzapfen über den Sekundärpapillen. So entstehen mittels dieses Hebelarmes Zug- und Druckauswirkungen im Epithel und Bindegewebe, wobei in jedem Fall das zentral unter dem Kraterboden liegende Endorgan mit betroffen wird.

Gleichzeitig könnte die durch Druck und Zug entstehende Gewebsverformung zu einem Blutstau der Papille führen; insbesondere sei hier auf die zentrale sinuöse Vene verwiesen, die über einen kurzen engeren Gefäßabschnitt in die Vene des Coriums einmündet. Wird dieser Engpaß passiv weiter eingeschränkt, so bewirkt die Abflußstauung eine pralle Füllung des Gefäßkranzes um das sensible Endorgan, wodurch es zu einer Sensibilitätssteigerung kommen könnte. ORTMANN (1954) weist auf die Abhängigkeit zwischen jeweiligem Füllungszustand der Gefäße und Empfindung im Sinne einer vasosensoriellen Funktionseinheit hin.

Ein letzter Faktor ist die Eigenbeweglichkeit der Zunge. Durch den Zug der Binnenmuskulatur, deren Sehnenfibrillen in den Bindegewebsfasern der Papille ihre Fortsetzung finden (R. DABELOW, 1951), können 2 Punkte der Zungenoberfläche einander so genähert werden, daß eine Verbesserung des Auflösungsvermögens resultiert.

Zusammenfassung

Untersucht wurden makroskopisch, licht- und elektronenoptisch die Papillae filiformes des Menschen.

1. Die Fadenpapille gleicht einem Krater, auf dessen oberen Rand die Sekundärpapillen fußen. Je nach Verhornungspotenz der Basalzellen weist das Zungenepithel über den Papillen unterschiedliche Konsistenz auf. Die stärksten Verhornungsgrade wurden in den Hornzapfen über den Sekundärpapillen beobachtet. Die Beobachtung der Mitosefiguren ergab, daß die Regeneration des Epithels über den Papillen vom inneren und äußeren unteren Kraterrand aus erfolgt.

2. Ein Schwerpunkt der Untersuchung lag auf dem Innervationsmodus, der hier erstmals in seiner Ultrastruktur beschrieben wird:

a) Die im Zentrum jeder Papille liegenden halborganisierten sensiblen Endorgane werden ihrer Feinstruktur nach unterschieden in die lamellär differenzierten (Zungenspitze) und die gering differenzierten Formationen (Zungenmitte). Sie werden als Mechanoreceptoren gedeutet.

b) Ein Areal spezifischer Epithelzellen am Kraterboden zeigte engen Kontakt mit epithelnahen Axonen, so daß an einen Epithelzell-Neurit-Komplex als Receptorgebiet gedacht wird.

c) Auch an Hand elektronenmikroskopischer Bilder können intraepitheliale Nervenfasern bei vorliegendem Sektionsmaterial nur vermutet werden.

d) Im Hinblick auf vorliegende Ergebnisse anderer Autoren weisen vergleichende Untersuchungen an Zungenmaterial von Ratte und Nutria auf eine zunehmende Differenzierung der Innervation der Fadenpapillen in der aufsteigenden Säugetierreihe hin.

3. Die bislang für den Menschen nicht bekannten Gefäßverhältnisse der Fadenpapillen konnten dargestellt und Unterschiede zu Befunden an der Hundezunge aufgezeigt werden.

· Aufgrund der Beziehung der Gefäße zu den sensiblen Endorganen wird vermutet, daß es bei einer mechanischen Reizeinwirkung auf passivem Weg zu einer vermehrten Blutfülle der Papille und damit zu einer Sensibilitätssteigerung im Sinne einer vasosensoriellen Funktionseinheit kommt.

4. Im Zungenepithel wurden bislang noch nicht beschriebene Melanocyten und Langerhansschen Zellen in gleichmäßiger Verteilung gefunden. Sie sind in den verschiedenen mitotischen Teilungsphasen beobachtet worden. Es ergaben sich keine Anzeichen dafür, daß die Langerhansschen Zellen erschöpfte oder tote Melanocyten sind.

Summary

The human papillae filiformes have been investigated macroscopically as well as light and electron microscopically.

1.· The papilla filiformis resembles a crater on the upper border of which are based the secondary papillae. Depending on the potence of keratinization of the basal cells one can study different consistences of the tongue epithelium above the papillae filiformes. The most progressive keratinization was seen in the keratin cones above the secondary papillae. Study of the mitotic activity showed that the regeneration of the epithelium takes place at the outer and inner lower borders of the crater.

2. The investigation was concentrated especially on the mode of innervation. The ultrastructure is described here for the first time.

a) In the center of each papilla are found semiorganized sensory end organs. According to their ultrastructure they can be distinguished into the laminar (tongue-tip) and the lower differentiated forms (middle of tongue). They are interpreted to be mechanical receptors.

b) In a particular area of the specific epithelial cells was found a narrow contact with subepithelial axons. This indicates an epithelial cell — neurit — complex.

c) Electron microscopic investigations suggest the existance of intraepithelial nerve fibres in this necropsy material.

d) Comparative investigations of tongue material from rats and nutria coupled with the findings of other authors indicate a possible increasing differentiation of the papilla filiformis concerning the ascending line of mammals.

3. The vascular system of the papillae filiformes of man — unknown until now — could be described and the differences to that of the dog's tongue were noted.

On the basis of the connection between the blood vessels and the sense organ we conclude that a mechanical stimulation effects an increased sensitivity unterstood to be a vasosensorial functional unit.

4. Melanocytes and Langerhans' cells were found in regular distribution in the tongue epithelium, a fact, which has not been previously described. They were studied in various mitotic division phases. There was no indication that the Langerhans' cells are effete or dead melanocytes.

Literatur

AIYAPPAN, P., and PILLAI: A banded structure in the connective tissue of nerve. J. Ultrastruct Res. 11, 455—468 (1964).

AKERT, K., K. PFENNINGER, and C. SANDRI: The fine structure of synapses in the subfornical organ of the cat. Z. Zellforsch. 81, 537—556 (1967).

AMORETTI, and OREGGIA: Melanoma of the tongue. An. Fac. Med. Montevideo 47, 95—99 (1962).

ANDRES, K. H.: Über die Feinstruktur der Rezeptoren an Sinushaaren. Z. Zellforsch. 75 (1), 339—365 (1966).

— Zur Ultrastruktur verschiedener Mechanorezeptoren von höheren Wirbeltieren. 1968 (im Druck).

BARKER, D. S.: The dendritic cell system in human gingival epithelium. Arch. oral. Biol. 12 (2), 203—208 (1967).

BICHLMAYR, A.: Die Sinnesphysiologie der Mundhöhle mit besonderer Berücksichtigung des Tastsinnes der Zungenspitze. Korresp.-Bl. Zahnärzte, Berlin 56, 251—259 (1932).

BILLINGHAM, R. E.: Dendritic cells. J. Anat. (Lond.) 82, 93—109 (1948).

— Dendritic cells in pigmented human skin. J. Anat. (Lond.) 83, 109—115 (1949).

—, and P. B. MEDAWER: A studie of the branched cells of the mammalian epidermis with special reference to the fate of their division products. Phil. Trans. B 237, 151—171 (1953).

—, and W. K. SILVERS: The melanocytes of mammals. Quart. Rev. Biol. 35, 1—40 (1960).

BIRBECK, M. S. C.: Electron microscopy of melanocytes. Brit. med. Bull. 18, 220—222 (1962).

BOEKE, J.: Die Beziehung der Nervenfasern zu den Bindegewebselementen und Tastzellen. Z. mikr.-anat. Forsch. 4, 448—509 (1926).

BREATHNACH, A. S.: A new concept of the relationship between the Langerhans cell and the melanocyte. J. invest. Derm. 40, 279—281 (1963).

—, and SUSAN V. POYNTZ: Pigment cells of Lacerta vivipara. J. Anat. (Lond.) 100, 549—569 (1966).

Brody, I.: The Epidermis. In: Handbuch der Haut- und Geschlechtskrankheiten, Bd. I/1. Berlin-Heidelberg-New York: Springer 1968.

Brown, E. M.: The occurence of arterio-venous anastomoses in the tongue of the dog. Anat. Rec. 69 (3), 287—299 (1937).

Catlin, D.: Mucosal melanomas of the head and neck. Amer. J. Roentgenol. 99, 809—816 (1967).

Cauna, N., and L. Ross: The fine structure of Meissner's touch corpuscles of human fingers. J. biophys. biochem. Cytol. 8, 467—481 (1960).

Charles, Arwyn, and J. T. Ingram: Electron microscope observations of the melanocyte of the human epidermis. J. biophys. biochem. Cytol. 6, 41—53 (1959).

Clark, W. H., and R. G. Hibbs: Electron microscope studies of the human epidermis. The clear cell of Masson (dendritic cell or melanocyte). J. biophys. biochem. Cytol. 4, 679—684 (1958).

Clyde, D., R. Marlow, K. Winkelmann, and J. A. Gibilisco: General sensory innervation of the human tongue. Anat. Rec. 152, 503—513 (1965).

Dabelow, G.: Vorstudien zu einer Betrachtung der Zunge als funktionelles System I. Die Gefäßversorgung der Zungenpapillen und die vorgeschalteten arteriovenösen Anastomosen. Morph. Jb. 91, 1—32 (1951).

Dabelow, R.: Vorstudien zu einer Betrachtung der Zunge als funktionelles System II. Die Muskulatur und ihre bindegewebigen Insertionen. Morph. Jb. 91, 33—76 (1951).

Drochmans, P.: Electron microscope studies of epidermal melanocytes and the fine structure of melanin granules. J. biophys. biochem. Cytol. 8, 165—180 (1960).

Farquhar, M. G., and G. E. Palade: Functional complexes in various epithelia. J. Cell Biol. 17, 375—412 (1963).

Guerrier, Y., et R. Oriol: Les mélanomes malins primitifs en O. R. L. Paris: Masson & Cie. 1964.

Hagen, E.: Zur Ultrastruktur des Nervensystems in der Haut. Verh. anat. Ges. (Jena) 61, 277—288 (1967). — Zur Innervation der Haut. In: Handbuch für Haut- und Geschlechtskrankheiten, Bd. I/1. Berlin-Heidelberg-New York: Springer 1968.

Horstmann, E.: Morphologie und Morphogenese des Papillarkörpers der Schleimhäute. Z. Zellforsch. 39, 479—514 (1954). — Die Haut. In: Handbuch der mikroskopischen Anatomie des Menschen, Bd. III/3, Haut und Sinnesorgane III. Berlin-Göttingen-Heidelberg: Springer 1957.

Kellner, G.: Über ein vaskularisiertes Nervenendkörperchen vom Typ der Krause'schen Endorgane. Z. mikr.-anat. Forsch. 75 (1—2), 130—144 (1966).

Kopec, V.: Primäres Melanoblastom der Zunge während der Schwangerschaft. Dtsch. Zahn-, Mund- u. Kieferheilk. 47, 5—12 (1966).

Laidlaw, G. F., and L. R. Cahn: Melanoblast in the gum. J. dent. Res. 12, 534—537 (1932).

Lassmann, G.: Einige Bemerkungen über die dem peripheren Nervensystem zugeordneten Dendritenzellen. Wien. klin. Wschr. 78 (16), 293—295 (1966).

Liebermann, A. R.: The connective tissue elements of the mammalian nodose ganglion. Z. Zellforsch. 89, 95—111 (1968).

Märk, W.: Über arterio-venöse Anastomosen. Gefäßsperren und Gefäße mit epitheloiden Zellen beim Menschen. Z. mikr.-anat. Forsch. 50, 392—445 (1941).

Masson, P.: La „cellule claire" de l'epiderme normal. Mikroskopie 3, 129—135 (1948b).

Mayr, R., u. G. M. Salzer: Elektronenmikroskopische Untersuchungen am juxtaoralen Organ des Menschen. Z. Zellforsch. 81 (1), 135—154 (1967).

Merkel, F.: Tastzellen und Tastkörperchen bei den Haustieren und beim Menschen. Arch. mikr. Anat. 11, 636—652 (1875).

Mery, Christian, y Carlos Oberti: Estudios sobre inervacion de la mucosa oral. Biologica (Santiago, Chile) 35, 124—134 (1963).

Meyer, J., A. S. Marwah, and J. P. Weinmann: Mitotic rate of gingival epithelium in two age groups. J. invest. Derm. 27, 237—247 (1956).

Moore, E. S., and H. Martin: Melanoma of the upper respiratory tract and oral cavity. Cancer (Philad.) 8, 1167—1175 (1955).

Münch, F.: Die Topographie der Papillen der Zunge des Menschen und der Säugetiere. Morph. Arb. 6, 605—684 (1896).

Munger, B. L.: The intraepidermal innervation of the snout skin of the opossum. J. Cell Biol. 26, 79—97 (1965).

Nakai, R.: Supplement to the histological observation on the sensory nerve supply of the human tongue. Arch. hist. jap. 20, 161—178 (1960).

Neuffer, E.: Der Bau der Papilla filiformis der menschlichen Zunge. Z. Anat. Entwickl.-Gesch. 75, 319—360 (1925).

Odland, G. F.: The fine structure of the interrelationship of cells in the human epidermis. J. biophys. biochem. Cytol. 4, 529—538 (1958).

Orfanos, C.: Elektronenmikroskopische Befunde an epidermisnahen Nervenanteilen. Arch. klin. exp. Derm. 222, 603—612 (1965).

Ortmann, R.: Über vasosensoriale Funktionseinheiten. Z. Anat. Entwickl.-Gesch. 118, 279—301 (1955).

Palmgren, A.: Specific silver staining of nerve fibres. I. Technique for vertebrates. Acta zool. (Stockh.) 41, 239—265 (1960).

Patrizi, G., and B. L. Munger: The cytology of encapsulted nerve endings in the rat penis. J. Ultrastruct. Res. 13, 500—515 (1965).

— The ultrastructure and innervation of rat vibrissae. J. comp. Neurol. 126 423—436 (1966).

Pease, D. C., and A. Quilliam: Electron microscopy of the Pacinian corpuscle. J. biophys. biochem. Cytol. 3 (3), 331—342 (1957).

Pilgrim, Ch., K. J. Lennartz, K. Wegner, S. Hollweg u. W. Maurer: Autoradiographische Untersuchung über tageszeitliche Schwankungen des H-3-Index und des Mitose-Index bei Zellarten der ausgewachsenen Maus, des Ratten-Fetus sowie bei Ascites-Tumorzellen. Z. Zellforsch. 68 (1), 138—154 (1965).

Pinkus, H.: Mitotic division of human dendritic melanoblasts. J. invest. Derm. 13, 309—315 (1949).

Prichard, M., and P. Daniel: Arterio-venous anastomoses in the tongue of the dog. J. Anat. (Lond.) 87, 66—74 (1953).

Rein, H.: Untersuchungen über die Wärmeempfindung der Zunge. Z. Biol. 82, 513—553 (1925).

Robertson, J. D.: Electron microscopy of the motor end plate and the neuromuscula spindle. Amer. J. phys. Med. 39, 1—43 (1960).

Schumacher, S.: Die Zunge. In: Handbuch der mikroskopischen Anatomie des Menschen, Bd. V/1, Verdauungsapparat. Berlin: Springer 1927.

Seto, H.: Studies on the sensory innervation, 2nd edit. Tokyo: Izaku Shoin Ltd. 1963.

Shanthaveerappa, T. R., and G. H. Bourne: The ,perineural epithelium', a metabolically active, continous, protoplasmic cell barrier surrounding peripheral nerve fasciculi. J. Anat. (Lond.) 96, 527—537 (1962).

Skramlik, E., v.: Die „Lupenwirkung" der Zunge; sind haptisch-optische Vergleiche zulässig ? Z. Biol. 109, 1—13 (1956).

Smith, K. R., Jr.: Ultrastructural observations on the human Haarscheibe and Merkel cell. Anat. Rec. 160, 431 (1968).

Snell, R.: An electron microscopic study of the human epidermal keratinocyte. Z. Zellforsch. 79 (4), 492—506 (1967).

Squier, C. A., and J. P. Waterhouse: The ultrastructure of the melanocyte in human gingival epithelium. Arch. oral. Biol. 12 (1), 119—129 (1967).

Steiger, U.: Über den Feinbau des Neuropils im Corpus pedunculatum der Waldameise. Elektronenoptische Untersuchungen. Z. Zellforsch. 81, 511—536 (1967).

Strughold, H.: Die Topographie des Kältesinnes in der Mundhöhle. Z. Biol. 83, 515—534 (1925).

Thomas, P. K.: The connective tissue of peripheral nerve: an electron microscope study. J. Anat. 97, 35—44 (1963).

Wolff, K.: The fine structure of the Langerhans'cell granule. J. Cell Biol. 35/2 (I), 468—473 (1967).

Zelickson, A. S.: Electron microscopy of skin and mucous membrane. Springfield, Ill.: Ch. C. Thomas 1963.

— The Langerhans'cell. J. invest. Derm. 44, 201—212 (1965).

Sachverzeichnis